「**看護者に期待されるもの**」シリーズ②

この人ありて

《監修》

山 下 文 子

《編著》

橋 本 和 子　　木 宮 高 代

田 村 美 子　　檀原いづみ　　藤 井 小 夜 子

ふくろう出版

まえがき

「看護者に期待されるもの」シリーズの第 1 巻として2019年『言葉の持つ力』を発行いたしました。看護専門職の多くの先生方から寄稿いただき第一弾を発行することが出来ましたことは皆さまのご協力があってのことと感謝申しあげます。

「看護者に期待されるもの」シリーズ第 2 巻となる今回は、『この人ありて』をタイトルにしました。昨今、看護を取り巻く環境は大きく変化し、時代のニーズに沿った質の高い専門性が求められています。看護は専門職として、人々のあらゆる生活の場面で、保健・医療・福祉を支え人と人、人の命をつなぐ役割を果たしています。看護学の理論的枠組みの根幹にあるものは「人間」です。人はみな自律性と独創性を備え、一人ひとり異なる個性を持ち、その存在価値が大きいほど大切な人として評価され、たとえ死に至っても尊厳に満ち永遠に輝き続けるものとされています。たゆまぬ努力で知識や技術を習得し、信念を持って継続できた看護の道、その陰には人が人を思いやる多くの出会いがあったことでしょう。

　人生において、自分を幸福に導いてくれた「人」、看護を志し学びの過程で影響を受けた「人」、看護専門職として医療現場や教育・研究の場で影響を受けた「人」、家庭や仕事に向き合う際に大切にしている「人」、日々の仕事に向き合う中で示唆を与えてくれる「人」、守るべき「人」、自身の人生に影響を与え、学びを導いてくれた「大切な人」にまつわるエピソードを時代背景と共に語り、感謝と敬意を伝え「人と人とのつながりの大切さ」についての考察を深め、後進へ送る一冊になればと願ってやみません。

　最後に、監修としての役割を与え、コーディネートしてくださいまし

た福山平成大学名誉教授・初代看護学部長橋本和子先生、執筆者の皆さ
ま、ふくろう出版の亀山裕幸氏のお力添えに深謝いたします。

2020年 4 月 2 日
特定医療法人社団　宏仁会
寺岡整形外科病院理事・看護部長
福山平成大学看護学部臨床教授　　山下文子

目　　次

亡夫の同級生夫婦の支援に感謝

福山平成大学名誉教授 初代看護学部長 大学院看護学研究科長　橋本　和子

　私の夫は平成27年5月に病気で亡くなりましたが、その寸前まで物質的、精神的両面で多くの支援をしてくださった同級生夫婦について述べることにします。

　その夫婦は、私と同じ地区に在住する長瀬輝男氏(現在85歳)、妻　玉子氏（現在82歳）で、結婚当初から農業を営み現在まで60年のキャリアを持つ、農業に卓越した人物です。結婚当初は米、タバコ、カボチャ等を栽培して生計を立てていました。やがて2人の子どもに恵まれ、現在はお子さん方から多くの心の支援を受け生活されています。

　長瀬ご夫婦が農業を始めたころの日本は物資の無い時代でしたが、力を合わせて寄り添いながら生きてきた人生にはたくましさを感じます。たとえ小さくても目的をもって生きてきた前向きな姿からは、自分の立つところや行く先々を明るい光を灯す人だと言っても過言ではないと感じます。なぜなら、今日一日を楽しく、自分の生きざまを否定的に見ていないからです。「日本の発展期を生きてきた」からこそ、たとえうまくいかないときでも、自分には常に100点満点をつけ、未来につなげていく生き方ができるたくましさをもっています。

　昨今、国内外で多くの自然災害が発生していますが、いつの世もへこたれず前向きに生きる姿勢を持ち、そしてアクション(取り組む力)、シンキング（考え抜く力）、チームワーク（目標に向けて協力する力）をいち早く発揮してきたからこそ日本は世界に先駆ける発展を遂げてきたのだと、この夫婦の姿から改めて感じます。1年を通して美味しい野菜や果物が生産され、人々が口にすることができるようになっているのも、この人たちの努力と工夫があればこそです。長瀬ご夫婦から野菜づくり

のコツを学び、片手に握る程度の野菜を毎日必ず摂取するようになりました。

　お互いの生き甲斐は、健康で長生きすることに尽きます。そのため信条としている生活上の留意点を挙げると以下のとおりです。

　１．無理をしない（疲れたら休息する）

　２．生き甲斐をもつ

　３．会話できる友達をたくさんもつ

　４．散歩する（できれば明るく元気で歌を口ずさみながら）

　５．３食、バランスに富んだ食事をする

　６．寒い日は日なたぼっこをし、身体を暖める（入浴、部分浴（足浴）等も含む）

　７．いつもリラックスした気分で過ごす

　８．身体をしめつけるものは除き、ぐっすり睡眠をとる

　９．妻、夫（友だち）と支え合って暮らす

　10．支えられる書をもつ（内容から喜び、生き甲斐を与えられるもの）

私の人生を支えた看護という仕事

安田女子大学 看護学部看護学科 講師　上村　千鶴

　振り返れば看護は、私にとってかけがえのない人生を作り出してくれました。多くの出会いと多くの別れの数々が、私に『人間学』を教えてくれました。未熟な看護を行うことが、苦しくて辞めたいと毎日のように思いながらも多くの人の助けにより、免許習得後40年という歳月が過ぎていきました。今私は、その積み重ねにより看護の専門性は『人間学』であると実感し、その看護が愛おしくて仕方ありません。その中で、私が苦境にある時に救われたひと言とその忘れられない人との出会を綴ります。

1．育児と社会からの孤立のはざまで

　看護師になり7年目に結婚しその後3人の子を出産しました。第一子の妊娠中は、NICUに勤務しており保育器の中の未熟児を見るたびに自分が未熟児を生む夢を見ました。つわりが収まったころから水腎症を発症し9か月で切迫早産となりましたが、40週で無事3000gの子供を出産いたしました。当時NICUで勤務していた私は、赤ちゃんに慣れていることで育児に対して、高を括っておりました。また、家族からも、専門だから大丈夫と言われ困ったことがあっても、周りに聞けない雰囲気を自分で作っていました。しかし、看護師としての赤ちゃんの扱いと自分の子供の育児は、全く違い困惑するばかりでした。生まれて1か月目に子供が高熱を出したときは、不安で仕方ありませんでした。頭の中で、まだ免疫があり感染しないはず。何故？どうして？慌てて近所の小児科に行くと老先生から「新米母ちゃん、風邪をひかしたな！」の言葉に、

これまでの自分の傲りをひしひしと感じ涙が溢れ出ました。子育ては、経験しないと解らないことが沢山ありました。私は、核家族であり仕事漬けでしたので、近所に知り合いもなく、育児の相談・協力をする人がいませんでした。一日中赤ちゃんが泣きやまない時には、戸惑うばかりでした。そんな折、第二子を流産し、体調も回復せず心身ともに疲労が蓄積し仕事を復帰することなく断念いたしました。ある時スーパーのウインドウに、髪を振り乱し育児をしている自分が写っており、社会から置いていかれる焦燥感と孤独を強く抱きました。

　丁度その折、看護協会から再就職の斡旋の電話がありました。私は、担当の橋本さんに体調を崩し今仕事ができないことや社会からの孤立感について話をいたしました。すると「育児は最大の看護よ。育児の時間は、必ずあなたの看護に役立つから大丈夫。」と言われました。目から鱗でした。それまでは、看護をしていたことが何一つ育児に活かせず失敗だらけで、その挙句流産したことの自責の念で苦しんでいました。「流産した子供は、生きる力がなかっただけですよ。育児を楽しんで、また復帰したらいいんですよ。看護は逃げませんよ。」と橋本さんのその言葉に救われ胸のつかえが降りていくのがわかりました。電話の向こうの声は、長年看護や育児の経験を重ねられた穏やかでゆとりのある言葉に心の重荷が軽くなり、顔は見えなくてもその人柄を垣間見ることができました。その出会いからは、育児を楽しむことを心掛け、地域の中で人に触れあいながら、3人目の子が幼稚園に入るまでの約6年間を育児に専念することができました。

２．仕事への思いとバーンアウト

　再就職は、地域の200床のベッドを持つ中規模病院に半日のパートタイムから始めました。配属は、新設された20床のICU にOP室を併設した病棟でした。中規模病院とはいえ、交通外傷や脳血管障害に夜間の救

急車搬送による緊急手術等の症例が多数ありました。私は、久しぶりの医療現場に対して、注射器を持つ手が震えるほど緊張していました。しかし、ベッドサイドで患者さんを看ると、医療や看護が日進月歩進化しているとはいえ、患者さんの痛みや苦痛は時間が経過しても変わるものではありませんでした。私は、たくさんの医療機器に囲まれた病室で変わらず患者さんの傍で話に耳を傾けました。その後、ICUでの集中ケアになれると手術室の看護も行うようになりました。私は、次第にこれまでの看護に対する自分の気持ちを取り戻し、それが自分の達成感に繋がっていきました。また、元来好きであった学生教育や院内教育に携わり、教育委員会の立ち上げや教育研修など益々看護づけの毎日を送る中で、看護職が天職であると実感し始めていました。忙しさの中にあっても日々患者さんの傍で看護することがとても心地よく、どんなに苦しくてもベッドサイドに立った時の自分が誇らしく思えました。寝たきりの患者さんを少しずつ離床させることで、目を開け穏やかな表情で頷いたとき、看護してよかったと嬉しくなりました。排泄ケアの一つをとっても患者さんのADLを考慮し、夜勤体でもそのセルフケアの質を下げることはなく、看護ケアを行なっていきました。また、患者さんからどんなに苦情を言われても苦にならないぐらい看護に没頭していました。これは、患者さんが少しでも元気になり笑顔を見せてくれたことや家族の方からのやさしい言葉が、看護師として頑張る力となっていました。また、職場の同僚や医師からの信頼が、自分の看護に確信を持つ力に繋がり、今でもその方々に感謝しています。これまで休んでいた時間を取り戻すように、仕事も育児も家事もこなして我武者羅に走り続けました。

　その一方で、気が付くと私の身体は、悲鳴を上げ心臓の薬を飲まなくてはいけない状態になっていました。それでも、夜勤も通常夜勤と管理当直をこなし、看護部からの期待に仕事を断り切れませんでした。しかし、ついに体が動かなくなり、家のことも回らなくなり、家族から「もう頑張らないでいいよ」の言葉に仕事の中断を決めました。その時、

五百円大の円形脱毛症が5〜6個できていましたがそれにも気づいていませんでした。私は当時を振り返り、子育て中心から再度社会へ繋がりを持ったことや一度離れたからこそ実感した看護という素晴らしい天職に、日々の仕事や研修に邁進していきました。その仕事に対する欲が、自分を雁字搦めにしていきバーンアウトへ繋がった要因であると考えます。

3．仕事のための人生でなく、人生のための仕事

　私は、その後少し休養したのち介護老人施設の立ち上げに加わり、夜勤のない勤務をすることになりました。介護の分野は、これまで行ってきた看護とは少し違い最低限の医療で生活の質を最大限上げるための工夫を行うものでした。多職種であるスタッフの能力差は大きくても、一人一人ができないところを補いながら協働していき、これまでの自分の仕事の在り方を大きく見直す契機となりました。特にその影響を与えてくれた人は、瀬戸光看護部長であり、私に次のような言葉をくださいました。

　『仕事のために人生があるのでなく、
　　人生のために仕事があるのです。
　　"好きな道でぶつかっても、逃げ道を探してください"。
　　今から、幾分とも辛さは伴いますが、世を渡っていく生活稼ぎぐらいに思って、ゆっくり、ゆっくりと楽しい生き方をし、本当のつまずきが出たときは、自分の今までのことを省みてください。見えてくるものも多いはずです。
　　私の人生で、ちょっと失敗した教訓としてです。』（全文）

　この言葉は、これまでの私の仕事の在り方を一変させました。これまでは、家でも仕事をしていたことや休日に仕事を頼まれたら断ることが

できない仕事の在り方などバーンアウトになる材料がいくらでもありました。しかし、そんな方法では、よい看護に繋がらないことに気づきました。この言葉から学んだことは、いかに自分を大切にし、その上でよい仕事ができるのだということ、そして家庭が回らないとよい仕事に繋がらないということでした。好きだからこそ、天職の看護だからこそ自分を大切に、家族を大切にしていくことが看護を長く続けることに繋がるということを教えてくださいました。その根底には、「自分を大切にすることは他人を大切にできること」の人を思いやる心と看護の人を看るという『人間学』が存在することにあります。その後私は、看護教育に入り18年余り過ぎました。そして、今でもそのボロボロになった文面を持ち歩いています。

　私は、数々の出会いの中で患者さんは勿論、看護協会の橋本さんや瀬戸光看護部長そして私をいつも支えてくれた家族との関わりが、今も看護を続けられている由縁です。

使命につながる出会い

九州看護福祉大学 看護学科 専任講師　大橋　知子

　今年、看護師、助産師、看護教員として働き始めて、24年目を迎えました。

　時には厳しく、時には優しく私に関わり、人として育ててくれた師は父や母を含め、両手では数え切れないほど多く、多くの師と出会えたことに感謝しています。

　今回は助産師として、看護教員としての私の使命につながるお二人との出会いを書かせていただきます。

1．専門職として働くことの矜持を
教えてくださった師長さん

　私は助産学専攻科を卒業後、大阪と京都の中間にある高槻日本赤十字病院で助産師としてのスタートを切りました。

　ある朝、夜勤であった私は日勤の助産師に申し送りをしていました。申し送りを聞いていた師長さんから

「どうしてアトニン（子宮収縮剤）を増量したの？」と尋ねられました。

　私は、

「〇〇医師が増量してくださいと言われたので、滴下数アップしました」と答えました。

　師長さんは視点を変えながら何度か質問されたのですが、何度尋ねられても私の返答の終結は、アトニンを増量した根拠は「〇〇医師が言ったから」でした。そして最後に、

「あなたが助産師としてどう判断したのかって聞いているのよ。〇〇医

師から増量してくださいと言われたからといって、増量するってどういうこと？助産師としての判断はなかったの」
と師長さんは仰いました。

　私は何も答えることができませんでした。頭の中では、「助産師としての判断・・・助産師としての判断・・・」その言葉だけがリフレインされていました。あれから20数年経過しましたが、このエピソードは忘れることはできません。

　私は看護学校を卒業した後、看護学校に併設されていた助産専攻科に進学しました。進学理由は「なんとなく、看護師よりもカッコ良さそう」という動機でした。

　看護師になった理由は「仲の良い友達が看護学校を志望していた」「両親が免許を取得できる学校でなければ進学することは許さないと言っていた」という理由でした。つまり、特段強い志望動機があって、看護師、助産師になったわけではありませんでした。

　深く考えれば、考えるほどに自分に向いていない職業だと認識してしまうことが恐ろしく、「看護とは」「助産とは」について考える機会を避けていたと、今は思います。

　看護援助は日常生活援助と診療の補助技術に分かれます。保健師助産師看護師法第37条には「主治の医師、歯科医師の指示があった場合を除く他、診療機器を使用し、医薬品を授与し、その医師又は歯科医師が行うのでなければ衛生上の危害を生じる恐れのある行為をしてはならない」と記載されています。

　さらに看護者の倫理綱要[1]第6条には「看護者は対象となる人々の看護が阻害されている時や危険にさらされているときは人々を保護し、安全を確保する」と記載されています。

　看護師は、医師から指示があったとしても看護倫理上患者の不利益に

なる行為は、実施してはいけません。

　看護援助を実施するにあたっては、「○○医師が言ったから」が根拠ではなく「○○さん（看護の対象者）にとって最善のこと」のみ実施してよいのです。

　看護教員となり、看護倫理を見直す機会をいただき、やっと言葉の意味にたどり着いたと感じています。私になかったものは看護師、助産師としての矜持でした。

　私はこのエピソードを必ず学生さんに話すことにしています。

　様々な経験をへて、矜持を持ってその仕事に臨んでいるかどうかを患者様は肌で感じ、そのことが患者様の安心感につながることを知ったからです。

　看護師、助産師としての誇りと責任を持つと、看護の楽しさを感じることができることを実感したからです。

2．人を育てるということの意味を教えてくださった先生

　私は結婚が決まり、久留米に移住することになりました。久留米に移住する時に縁があって、看護学校の教員の職につきました。

　看護学校では初めての入学式、初めての授業、初めての実習と初めて尽くしの日々で、毎日必死で、目の前に出現する課題をクリアしていくことだけを考えていたように思います。そして、結婚してすぐに妊娠しましたので、看護教員と結婚生活のWスタートどころか、それに妊娠を加えたトリプルスタートとなりました。

　妊娠を同僚というには申し訳ないほど、経験豊富な先生方に伝え、しばらく経った時、
「大橋先生にお話をしておきたいことがある」
と先生の妊娠・出産・育児について、お話を伺う機会を得ました。

（もう数十年前のお話ですので、一部記憶違いのことがあればご容赦いただきたいと思います。できる限り伺った話を書かせていただきます。）

　私にとって保健師はとても好きなお仕事だったし、実際ずっと続けていきたいほど面白かったの。妊娠したとわかった時、保健師の仕事が楽しくて、退職するなんて選択肢はなかった。

　でも、妊娠初期からずっとつわりがとても酷くて、吐きながら仕事をしていた。きっと、妊娠を受け入れられない思いがあったから、つわりがひどかったのかな。他にも体調が悪くなって、今までできていた仕事もできなくなって、

「自分の能力がないから仕事ができなくなった」

「能力が落ちたから、仕事ができなくなった」

と思ったらとても辛かった。

　子育ての時も子どもの病気や今までの様に長時間勤務する訳にもいかなかったから、とても辛かった。

　だから、二人目を妊娠した時は、「これではいけないな」「一人目の時と同じ思いしたくない」と思って、きっぱり保健師の仕事やめた。

　子育ては人を一人育て上げることだから、大変な仕事なのよ。

だから、今までと同じペースで仕事しながら、子育てをしていくことは難しいの。

「能力がない」とか「能力が落ちた」ということではなくて、今までの仕事に、「人を育てる」って大きな仕事が加わったから、今までのように仕事ができるはずはないのよ。それに気づいたら、とっても私、楽になったのよ。

　そして、子どもは社会のものなの。少しの間育てさせてもらっているだけなの。将来子どもは様々な場で活動していくでしょう。だから、子育てって、長い目で見たら大きな社会貢献をしていることになるのよ。

　但し、今までの仕事ができなくなったら、周りに支えてもらうことになるでしょ。だから、周りへ「ありがとう」っていう感謝の気持ちは持っていないといけないし、直接伝えることも大切よ。

　先生の予想通り、私の初めての妊娠はトラブル続きでした。

　妊娠中期に入った途端にエントランスで滑り、骨折しました。お腹を庇って転倒し、骨折したため、普段見られるような骨折ではありませんでした。

「絶対に足をついてはいけない」

と医師から指示があり、実習先にも行けず、家事もできなくなりました。私は職場の先生や義父母、夫の助けを借りないと、何もできない状況になりました。

　育児も思い通りにはいきませんでした。

　親孝行な子どもで、体は丈夫な子どもでした。病気はしない方でしたが、全くないわけではありません。

「熱がありますので、迎えに来てください」という保育園からの呼び出し。お迎え時間の調整がうまくいかなくて、保育園に延長以上の延長をお願いする。思い通りにいかないことだらけでした。職場では、理解を得られることもありましたが、得られないこともありました。

「能力がない」や「能力が落ちた」ということではなく、子育てという難しい課題に取り組んでいて、子育てという大きな社会貢献をしているのだという言葉は私の心の支えとなりました。

3．言葉を次の世代につなぐ

　仕事をしながら子育てをする女性が増えました。

　今、私が関わっている学生さんは「現役70歳」と考えると、看護学校を卒業して50年弱働くことになります。

　佐々木先生はエリクソンのいう発達段階の最後「統合」は、人生の最後に「この人生でよかった」と自分の人生に感謝できることと著書[2]で述べられています。人生の中の半分を費やす仕事の中に、楽しみを見つけることは必須のことだと思います。しかし、看護の本質とその中に楽

しさを見出すことは、一朝一夕では難しい。

　また、子どもが欲しいと希望し、願いが叶ったとき大きな変化があり、今までの経験や努力ではどうしようもないことに見舞われることもあります。

　昨年、定年65歳と思って私は残された期間でできることを考えました。その時に思い浮かんだのはお二人との出会いとお二人からいただいた言葉でした。

　私の使命は、

・看護師や助産師という専門職としての矜持について伝えること

・後進が子育てをしやすい環境を作ること

だと思っています。

　今年、初めてゼミ生から「妊娠した」という報告を受けました。

　この書籍が完成し、彼女に送る日を楽しみにしています。

引用参考文献

１）日本看護協会「看護者の倫理要綱」https://www.nurse.or.jp/nursing/practice/rinri/rinri.html 2013年，（最終閲覧：令和元年12月20日）

２）佐々木正美「あなたは人生に感謝ができますか？エリクソンの心理学に教えられた「幸せな生き方の道すじ」」，講談社，2012年，p24

この人との出会い

福山平成大学 看護学部看護学科 准教授　岡　　和子

1．小島操子先生の思い出

　私は、昭和44年4月に宇高連絡船で四国に渡りました。現在は、瀬戸大橋、しまなみ海道、明石大橋が完成し四国とは陸続きになっていますが、当時は、連絡船しか方法はありませんでした。福山駅から電車に乗り、岡山で宇野線に乗りかえ、宇野港から連絡船で高松港に行き、高松駅からは、高徳線の急行で徳島駅という経路でありました。福山からは4時間半ぐらい時間がかかったと思います。

　私の、大学での生活は、教育学部の女子寮から始まりました。そこは小学校や中学校課程で教員を目指す学生と一緒の生活でした。寮は、20人程度で家庭的であり一室に3人が生活しました。初めて実家から離れての生活でしたが淋しくはありませんでした。また、その当時では珍しい自治寮であり、学生の意志を尊重し帰宅時間や就寝時間も学生たちが決めていました。寮母さんもおられましたが、お母さん的な存在で日々の献立も自分たちで作成し、お願いして作ってもらっていました。今の時代ではそのようなことは考えられないかもしれません。

　私の入学動機は、今の高校生からすると考えられないくらいいい加減なものでした。高校は進学校でしたが、1、2年次は就職を考えていました。私は高等学校の3年次に進学を決意しました。それもクラブの先生の助言もあり養護教諭を目指すというものでした。担任の先生に相談すると、家の経済状態から考えて経費が安い徳島大学を進めていただきました。養護教諭の免許が取得できるというアドバイスでした。それまでの私は看護師になりたいという夢やあこがれは全くなく、大学に入学

して初めて看護師養成（その当時は看護婦）を主な目的とし、高等学校や中学校の教職免許、養護教諭の免許状も取得できるということを知りました。私は、大変驚き、担任の先生に「ここの大学は看護婦を養成しています。養護教諭も取得できます。」という内容のはがきを送ったことを記憶しています。今では、その先生の進路指導に感謝しています。

　特別教科（看護）教員養成課程の新入生は、18名で沖縄を始め西日本を中心に集まっていました。1年次の学習は、教養科目のみであり履修登録は済ませ、いつから看護の授業が始まるのかなと軽く考えていました。しかし、その年は、東京大学医学部のインターン制度廃止を軸とする学生運動[1]に端を発し全国にその波が押し寄せ、地方にも波及していました。東京大学ではその年度の入試は行われませんでした[2]。東京から離れた徳島でも学生運動が起こり、教養学部は、教室が封鎖されたため、6月〜7月までの2ヶ月間は授業が行われませんでした[3]。その間学生たちは、「大学の体制を変えなければならない」という理念に基づき、運動を推進している上級生グループの指導により連日討論に参加させられました。今まで政治のことには関心のなかった私は、何について話し合っているのか全く分かりませんでしたが、リーダー学生たちの熱気は伝わってきました。その後、大学生たちの行動を制限するため大学立法（大学の運営に関する臨時措置法)[4]が7月に成立し、運動は沈静化し正常に授業が行われました。現在では、大学の体制を変えようという意気込みのある学生はほとんどいないのではないでしょうか。大学立法は、平成元年に廃止されました。その後授業が再開され、1年次はゆったりしていた時間割も2年次からは空き時間はなく、5時間目までぎっしり授業が組まれていました。4年間の学生生活は、新しいことだらけで大変でしたが、高校では味わうことのなかった開放感と充実感がありました。

　2年次からは、専門科目の授業が始まりました。看護の専門の先生は、5人おられました。中でもアメリカ留学を終えその年に着任された

　小島操子先生からアメリカで行われている看護や、キューブラ・ロスの執筆した「死の瞬間」などの話を聞くことができました。先生は、インターネットで検索[5]すると、1965年にフルブライトの奨学生としてメイヨークリニック・セントメアリーズ病院で交換看護師として研修され、その後ニューヨーク大学で「がん看護過程」を学ばれていました。小島先生は、オーラがすごく私たち看護学生はたちまちファンになりました。いつも笑顔の優しい先生でした。確か「成人看護学」を教えていただきましたが、乳がん術後の患者のリハビリテーションを早期から行うことについて学んだことを今でも覚えています。3年次からは、臨床実習が始まり実習服は自分たちでデザインしたものを作成してもらいました。色もブルーで当時の看護師さんや看護学生は白色であったことを考えると非常に斬新的であったのではないでしょうか。小島先生の取り計らいで先生が元勤務されていた岡山大学医学部付属病院を見学させていただきました。その時、実習服がブルーだったので師長さんから「ブルーバードのひよこちゃん」と呼ばれたのを覚えています。先生は、いつも「自分の『看護観』を持ちなさい。」人に対しては、「『忍耐と寛容』の精神で。」という2つのことを折に触れ言われていたように思います。
　先生はミネソタ大学の大学院修士課程を卒業され、私たちが大学卒業後も学ばれたことを伝えていただきました。それは、大学の課程の中に「ロスコース」というのがあり、自分が障がいを負い、家族の死に直面した時、人はどのような過程をたどって苦しみを乗り越えていくのかといった理論を「ニューヨーク州大地震に遭遇した人」の調査結果から教えてくださいました。それは、フィンクの危機モデルであり理論的なものでした。後に、阪神淡路大地震が日本でも発生し、人々が苦難を乗り越えるのは、あの時先生に教えていただいた理論であることを知りました。先生は、その後千葉大学看護学部、聖路加看護大学の教授を経たのち平成10年には大阪府立大学の学長となられました。その時は、卒業生たちがお祝いに駆けつけ祝賀会を行ったのを覚えています。その後、聖

隷クリストファー大学学長を経られ、現在もお元気に活躍されています。学生時代の多感な時期に小島先生のような立派な先生に出会えて幸運だったと思っています。

2．塩野七生「ローマ人の物語」

　私は、平成25年４月から平成28年３月まで福山から備中高梁まで片道２時間の電車通勤を続けました。それまでは、自動車での通勤でしたので、通勤途中に本を読むことはできませんでした。最初の１年くらいは、窓からの景色を眺めたりしていましたが、そのうち、以前古本店で購入した、塩野七生著「ローマ人の物語」の文庫本があったのを思い出し、第１巻を少しずつ読み始めました。実はこの文庫本は、塩野七生さんが、2002年６月から2011年９月にかけて発刊された全42巻に及ぶ大作でした[6]。それも、ルネサンス期ヴェネツィアで生まれた文庫本のようにポケットに入るくらいの大きさを再現し、各表紙はローマの歴代皇帝の金貨の写真入りという手の込んだものでした。

　塩野さんは、1992年55歳の時から単行本を書き始め、年１回のペースで出版し、2006年に15巻が完結しています[7]。この間14年の歳月を要しています。私が読んだのは文庫本でした。第１巻は、「ローマは１日にして成らず」という副題がついていました。紀元前753年から１千年に及ぶ巨大帝国の発展と滅亡についての序章です。第８巻では、あの有名なユリウス・カエサルが登場し、三頭政治の執政官となり、ガリア（今のフランスあたり）を平定しますが、国内では元老院から帰国を命じられます。「采は投げられた」と言う有名な言葉で兵士を連れ、ルビコン川を渡る場面。兵士を連れてルビコン川を渡るということは、反旗を翻すというものです。その後カエサルの暗殺の場面。カエサル暗殺の後、ローマはアウグストスなどの皇帝が次々と統治していきます。今に残る橋やコロセウムなどが造られていきます。この本が面白いのは、歴史を

忠実に再現したものではなく、その時代に生きた人々の目線で物語が進んでいきます。だから、自分が過去のローマのその時代にいるような感覚になっていきます。第23巻では、ヴェスヴィオ火山噴火によるポンペイの全滅が描かれていました。手紙の形で残っていて、噴火に遭遇した人の様子が克明に描かれています。あたりが急に暗くなって、闇夜のような状態の中、火山弾が降り注ぎ住民たちが逃げ惑う様子は本当にリアルで、私は本を読むのに夢中になり、倉敷駅で下車し伯備線に乗り換えるのを忘れ、岡山まで行ってしまい引き返すという事が何回かありました。この巻を読んだ後、平成26年に木曽の御嶽山が噴火し[8]、火口付近にいた登山者58名が犠牲になりました。そのため、本当に忘れられない小説になりました。

　私は、この本を読んでいる間、塩野さんと対話しているようでした。色々なことを教えてもらいました。キリスト教の迫害や、イスラエルの建国、21世紀の今でもガサ地区で紛争が起こっている理由など。42巻を読み終えたときは、何だか淋しくて、「ローマ人の物語」ロス状態でした。その後も塩野七生さんの「地中海世界その後」や「コンスタンチノーブル滅亡」等の本を読んでいましたが、「ローマ人の物語」にはかなわない気がします。

参考文献

１）２）東大紛争　https://ja.wikipedia.org/wiki/%E6%9D%B1%E5%A4%A7%E7%B4%9B%E4%BA%89　（2016.11.30閲覧）

３）徳島大学沿革　http://www.tokushima-u.ac.jp/about/profile/history.html（2016.11.29閲覧）

４）大学の運営に関する臨時措置法　https://ja.wikipedia.org/wiki/　（2016.11.30閲覧）

５）小島操子氏　プロフィール

http://www.kuins.ac.jp/kuinsHP/kango_kouen/pdf/kozima_prf.pdf#search=%27%E5%B0%8F%E5%B3%B6%E6%93%8D%E5%AD%90+%E7%B5%8C%E6%AD%B4%27（2019年12月21日閲覧）

6）新潮社「ローマ人の物語」 https://www.shinchosha.co.jp/topics/shiono/ichiran.html （2019年12月21日閲覧）

7）新潮社「ローマ人の物語」文庫本　https://www.shinchosha.co.jp/topics/shiono/bunko.html（2019年12月21日閲覧）

8）御嶽山噴火
https://ja.wikipedia.org/wiki/2014%E5%B9%B4%E3%81%AE%E5%BE%A1%E5%B6%BD%E5%B1%B1%E5%99%B4%E7%81%AB　（2019年12月21日閲覧）

私を変えたNさん

寺岡記念病院 看護部参与　甲斐みどり

Nさんとの出会い

　Nさんは、他県の県立総合病院の元看護部長でした。定年を迎える数年前に早期退職されたと言われていました。今から13年前のことです。そのNさんが参与として、月に2回当院に来てくださることになり、多くの指導をしていただく機会を得ました。現場で勤務をしながらOJT教育で、家庭教師のように濃厚に教えていただくことができたのです。看護部長としての業務内容や、看護の姿勢や、看護師教育、療養環境など多くのことを教わることができ、恵まれた環境にいたことに感謝の気持ちで一杯です。今の私を作ってくださったのはNさんであり、今の看護部に成長させてくださったのはNさんのお陰と感謝しています。

「大体こんなもの」自信のない毎日

　Nさんと出会ったのは、私がまだ看護部長になって半年もたたない時です。その時は認定看護管理者教育制度のファーストレベル研修にも参加しておらず、直観を頼りに看護部長業務をしていました。これは言い訳になりますが、当地域は広島市内から遠いこともあり、計画的に看護師を受講させる風土がなかったのです。看護実践に関する研修は、日帰りで行くことはあっても長期にわたる研修はあきらめていた部分があります。新しい情報は、定期購読の看護管理雑誌や、看護協会新聞、他施設の管理者との情報交換などから仕入れていました。それまでに1回は、病院機能評価を受審しておりましたので、病院に必要な内容はある

程度理解しており、部分的な改善はできていましたが、継続的に実践していく体制を立て直すところまでには至っていませんでした。

「これで良いのかな」と思いつつ、私の頭の中はいつもどんよりと霧がかかったようなもやもやした状況ではありましたが、持ち前の「まあ何とかなる」「大体こんなものだろう」の性格が、私を動かしていたのです。「井の中の蛙」とはよく言ったもので、狭い世界でほぼ満足していました。しかし、他の病院に引けをとらない看護部を作らなければならないという思いは常にあり、蛙のように狭く高い空を見上げては、ピョンピョンはねて喘いでいたように思います。

「トントン、こんにちは」ほめ殺し

「トントン、こんにちは」は、いつもＮさんが看護部長室に入ってくる時の挨拶です。

「トントン」も口で言い、常に笑顔で、緊張を解いてくださいます。「私に何かすることがある？何でも言ってちょうだい」とよく声をかけてくださいます。当時の私は、不足しているものは多くあるとは感じていても、何が問題で具体的にどこからどうしてよいのかわからないのです。そこで一緒に院内をラウンドし、問題がある部分を細かくチェックしアドバイスをくださいました。病院機能評価項目の内容が、Ｎさんの口からどんどん出てきます。「わかっちゃいるけど・・まあ何とかなる」「大体こんなもの」という空気は、看護部全体の風土となっており、改善はしても細かなことまで徹底していないことを実感したものです。改善した内容が定着するまでの確認作業ができていないため、中途半端で見かけ倒しになっている部分が多くありました。「病棟訪問をして対応したことは、文書にしなさい」「監視体制がない、やりっぱなしではいけない」と、よく言われたものです。変革理論を例に出し、改善していくためのノウハウを教えてもらいました。目標管理や人事考課についても教えて

いただき、何でも看護部から実践していきました。

「この病院はよく頑張っているけど、10年遅れている」感じていたとはいえ、言われた時にはやはりショックでした。2002年に看護婦から看護師に呼称が変わり4年が経過しているにもかかわらず、いまだに看護婦という表示がトイレの中や、廊下の掲示板にあったことに、指摘されるまで気にも留めていませんでした。呼称の変更は、男女差をなくすだけでなく、医療の専門職として看護の質を高めることが目的の一つであったはずなのに、看護婦の表示を違和感なく見ていたことが恥ずかしく思いました。あいまいな文化は病院全体の風土でもあり、院内の掲示物の文言や、表示などの文言の統一がされていないことも指摘されました。

「患者さんを下に見ている、患者さんに失礼、患者さんは上にあるべき」救急車を出迎えていない。会計時に職員が座って対応している。物の受け渡しに片手で対応している。車椅子への移乗を家族に任せて職員が通り過ぎている。後ろに手を組んで患者さんと話をしている。などなど接遇面でも多くのことを注意していただきました。患者サービス委員会では、院内の職員間で他者評価をしていましたが、甘くなっています。外部の人から教えていただくことは、新たな発見があり、とても新鮮でした。

「看護部長の言葉は重いので、言葉を選びよく考えて発言すること」「マニュアルや議事録に『師長』と省略せず『看護師長』と統一する」「看護部長が直接スタッフに意見を述べると組織が崩れる、スタッフには上司に伝えることの了解を得て、上司から伝えてもらう」「看護師は判断能力を養わないといけない」など看護部長としての姿勢も多く教えていただきました。

　そして間には、「すごいね、頑張っているね」とほめるのです。ほめられて悪い気はしませんが、できていないのにほめられても・・と複雑な心境です。それからは、私もスタッフを務めてほめるようにしています。指摘があった内容は看護師長会議で伝えて共有し改善をしていきま

した。

「図書と教育にお金をかけるべき」

「まず看護部長が賢くならないといけない。看護部長は看護実践の研修に行くのではなく長期の研修に行きなさい」「図書と教育にお金をかけるべき」Nさんの言葉に後押しされ、私は認定看護管理者教育制度のファーストレベル研修に行き、大学院の修士課程に行き、研究や看護管理について学びました。ファーストレベル研修では、Nさんから教えていただいた内容が多く出てきて驚き、管理者研修が重要であることを実感しました。参加者は皆若く、主任の職位の人や、職位のない人、夜勤の合間に来ている人もいて、どの病院も人材育成に力を入れていること、学ぶ姿勢のある若い人達がいることに驚きました。聞き逃さないようにするため、私は毎回最前列に陣取り、積極的に参加者との情報交換をしました。大学院の修士課程を卒業する頃には、霧がかかりどんよりとしていた頭の中が、鮮やかな晴天になり、自信をもってスタッフに指導ができるようになりました。大学院では、教えてもらった内容よりも、教員の方々の生きざまに感動したことを覚えています。50歳過ぎたら無理をせず退職するまで楽に働くと何となく思っていたことが、教員の方々の教育姿勢や寝袋を持って大学で研究をしたなどのエピソードを聞くと、自分の安易な考えが恥ずかしく、年齢に関係なく自分を磨き続けることを学びました。井戸の中から狭い空を見て喘いでいるのではなく、外に飛び出し外の空気に触れること、多くの人と交流をすること、自分の目で見て確かめること、教育の重要性を、強く感じたものです。

「頼まれたことは何でもやるのよ」

人から頼まれるということは、自分を信頼してくれているからであ

り、何でも引き受けて達成することでさらに自分が成長できることを、教わりました。恥ずかしくないように実践に移すためには、さらに情報収集や言葉選びなどをして自分に磨きをかけていく必要があります。苦労はしたのですが努力しただけ成長がありました。そして私は「頼まれたことは何でもやるのよ」とＮさんの言葉を周囲の人達に伝えています。

　Ｎさんと出会って13年経過しました。遠方のため５年以上お会いする機会がありません。

　Ｎさんは大学の准教授になられ、退官後は看護学校で非常勤講師をされていると聞きました。何もわからないまま狭い世界で看護部長をしていた私が、Ｎさんのおかげで人生が大きく変わり、成長することができました。院外の多くの人達と知り合いになれました。人材育成にも力を入れスタッフも皆頑張っています。現在は、次の代が活躍できるように周囲から支援をしています。Ｎ先生、大変ありがとうございました。いつかお礼を言いに行きますからね。

母のように

帝京大学 医療技術学部看護学科 助手　柿本久美子

　もし、誰かにあなたにとって大切な人は誰かと聞かれたら、私は迷わず「私の母です。」と答えます。母が亡くなって15年という時間が流れました。時は流れたものの、今もふと思い出すといろいろな感情が溢れて涙が出てくることがあります。今回、この本のテーマが「この人ありて」ということを知り、母とのことを書き記しておきたいと思い投稿させていただくことにしました。

1．私の母

　私の母は、大変我慢強く典型的な内弁慶な人でした。学校の保護者面談では担任の先生に相づちを打つくらいで会話は続かず、特に質問や要望をすることもなく数分で終了しました。しかし、家族を大事に思う気持ちは誰よりも強く、私は毎日手作り弁当を高校を卒業するまで作ってもらい、帰りが遅い時はバス停まで歩いて迎えに来てくれました。たまに親子喧嘩をして部屋に閉じこもっていても、部屋の前に置かれた母の手作りおむすびと味噌汁作戦に最終的には負けるという、私は母の深い愛情に甘えながら成長しました。そして、母は祖父母や兄弟を非常に大切にしていました。祖父母が入院した時は、家事を放り投げてでも可能な限りずっと付き添っていました。また、母の幼少時代に忙しかった祖母の代わりに特によく面倒をみてくれたという叔母には格別の思いを抱いていました。そのためか私には言いたいことも我慢して抑えているように見えていました。私が高校生の時、何故自分の言いたいことを叔母に言わないのかと聞いたら、「言うてしもうたら、もう誰にも相談でき

んなる。」と、自分に不利益なことが起きても怒ったり責めたりしない母に、私は時々苛立ちを感じることもありました。しかし、家族間では必要な時には私達もびっくりするほどはっきりと主張し、特にだらしないことが多かった父とは激しい口論となることもありました。そんな時は、誰が仲裁に入っても頑として聞く耳を持ちませんでした。その当時の母の姿は、親しい家族以外には想像ができなかったと思います。

　そんな母が40歳前半頃から肝臓の疾患を患い、時には救急搬送されての入退院を繰り返すようになりました。原因究明のため当時のあらゆる検査を受けましたが、なかなか確定診断には至りませんでした。そして、診断が確定するのに数年が経過しました。結論としては、先天的に肝機能が通常の１/３くらいしか機能していない状態ということで、医師には今まで普通の生活を送ってきたことが信じられないと言われました。

２．罪を憎んで人を憎まず

　母は、まだ元気な頃は父の経営する店を手伝ったりしていましたが、晩年はそのほとんどを趣味の手芸や華道、あとは療養するといったような家で多くの時間を過ごしていました。決して楽ではなかった母の生涯において、怒りの声を上げるのは本当に限られた時だけであったし、その時の誰にも物を言わせないほどの毅然とした態度は迫力に満ちていました。今改めて思い起こすのは、何かが起きた時に自分に言い聞かせるように言っていた「言う時は１回！」という言葉です。愚痴や文句をただいつも言うばかりではいけない、よく考えてから言葉も態度も示しなさいという母の教えです。この母の教えは、その内容がどんなに自分の価値を下げるような誤解や嘘であっても、相手をただ悪く言ったり責めたりしない、何故そうなったのかをよく考えてから行動し、一時の感情で行動をおこしてはいけないという意味だと理解しています。私は、ど

ちらかというと感情直下型の性格のせいか、最近この言葉の意味を痛感
しています。今考えると、母は『罪を憎んで人を憎まず』ということわ
ざのような人だったように思います。これは、母から私に与えられたこ
れからの大きな課題の一つです。私はまだまだ精進しなくてはなりませ
ん。

3．母の希望

　私は三人姉妹の末っ子です。長女は車で1時間半ほど離れた場所に住
んでいました。次女が母の住む家から5分少々のところに住んでくれて
いました。母の療養生活を一番支えていてくれたのはこの次女です。特
に、ほぼ毎日通院し点滴を受けながら過ごすようになってからは、自分
の家庭と介護の両立が大変だっただろうと改めて思います。母は、私達
に迷惑をかけたくないと同居を嫌う人でした。私は、母の入院が多く
なってきた時期から、いつでも家に帰れるよう母の病状に合わせて転職
し、勤務形態も変えていました。そして、週の半分は家に帰るのが当た
り前となっていきました。そんな私を迎えるために、全身が腫れて少し
動いてもしんどそうな時も、私の好物を作って待っていました。母の精
いっぱいの私への感謝の気持ちだと理解しつつも、私はいつも安静にし
て過ごすようにと母を叱っていました。今となっては少し後悔していま
す。そんな時の母の口癖は「大丈夫。大丈夫。」と、ただ笑うばかりでし
た。

　母は、入院頻度が多くなるにつれて「家に帰りたい。」とすぐに言うよ
うになりました。今にして思うと、意識がないまま病院に搬送されるこ
とが多かったことから、気がついたら病院のベッドの上にいるというこ
とは、母にしてみれば驚きと家のことも気がかりだったのだろうと思い
ます。時には、退院許可がまだ出ていないうちに一人で勝手に黙って家
に帰るという騒動を引き起こすこともありました。その当時、病院看護

師として勤務していた私は、病棟スタッフに多大なる迷惑をかけている
ことを大変申し訳なく思い、謝罪に行っては母を叱ることが数回ありま
した。そんな時も、ただニコニコ笑って私達に謝り、「もう大丈夫やき。」
という母でした。

　母は、ずっと自宅から車で１時間以上かかるＡ病院に通院していまし
たが、緊急時の主治医の不在によりＢ病院で診ていただくことになり、
退院後はＢ病院の紹介のもと近医のＣ病院に通院することになりました。
このことが、母の希望である「家に帰りたい＝家で過ごす」という
ことにつながるきっかけとなりました。特に、Ｃ病院の主治医の女医先
生には、いつも温かく母と私達を支えていただき、深く感謝しておりま
す。この場を借りてお礼を申し上げます。本当にありがとうございまし
た。Ｃ病院との出会いから、母の希望であった「住み慣れた家」でゆっ
くり療養する時間を持てるようになりました。ほぼ、毎日点滴治療が必
要となった中でも、きれい好きな母はほぼ毎日洗濯や掃除、料理といっ
た自分の身の回りのことを自分のペースで、好きな韓国ドラマを見なが
ら自由に過ごすことができました。

　そして、通院ではできない治療をするため数日間だけ入院する予定
だった日、母は家を出る時に玄関からしばらく家全体を眺めていたそう
です。これが最後の入院となりました。母は、何か感じることがあった
のかもしれません。主治医から私達姉妹にだけ、退院後はもう母一人だ
けでの生活は難しいだろうと言われていましたので、一緒に住む準備も
話し合っていた時期でした。そして、母が急変したのは入院したその翌
日のことでした。排泄の世話や身体を拭くことも誰かにされることが嫌
な母でしたが、私が声をかけることには嫌がることはもうなくなってい
ました。母の意識が朦朧とする中、私は母の背中や手を撫でながら過ご
したせいか、今も右手にはその時の感触がしっかり残っています。そし
て、10日間程の入院生活の後、家族が見守る中で本当に穏やかな笑みを
浮かべた表情で永眠しました。

　私は、入院時はもう一度退院して家で過ごせると信じていました。病状は深刻であると理解し覚悟はしていたものの母の死は想像以上に衝撃が強く、母が亡くなった後のことは正直あまりはっきりと思い出せません。ただ、親戚の人達に言われるままに葬儀の準備をしていました。私は、きっと母は家族や親戚以外の他者とのかかわりはほとんど持てなかっただろうと思っていたので、参列者はあまり来ないだろうと思っていました。しかし、母の葬儀の日、近所の方々をはじめ想像を超える多くの方々に参列していただきました。そして、「最後までお見送りをさせてほしい」と、火葬場に向かうバスは定員を超えて乗車し切れなくなり、親族が自家用車を出す事態になりました。その際に口々に声をかけていただいたことは、「あんたのお母さんにはつらい時に助けてもろうた。」などと、母への感謝の言葉をかけていただきました。通院以外の外出の機会はほとんどなかった中でも、母を訪ねていた方達がいたことを知りました。自分は療養しながらも人の困りごとを聞くなど“小さな人助け”を母の精いっぱいの気持ちでしていたようです。私は驚きとともに、私達が知らない母の姿を知ることとなりました。そのことを誰にも言うこともなく、ただ黙って人のために尽くした母には本当に頭が下がりました。

4．母のように

　母は、どんな時も私の一番のよき理解者でした。私には母という存在がいつもあるからこそ、頑張っていられるように思います。そして今、自分を支える方法の一つとして聞きたくなる曲があります。それは、DREAMS COME TRUEの「あなたのように」という曲です。この曲には、母親のことを思い描きながら書いた歌詞が散りばめられており、私は母にリンクすることが大変多く初めて聞いた時は号泣しました。今は、モチベーションを上げるために朝の出勤途中によく聞いています。

そして聞くたびに少し元気づけられています。ぜひ、一度聞いていただきたいです。

　私の自慢は、母の子どもとして生まれたことであり、そのことを何より誇りに思っています。いつも私達にしっかり愛情を注いでくれ、『人を大切にすること』を身をもって教えてくれました。私自身、なかなか思い通りにいかない毎日で凹んでしまいそうなこともありますが、母のように誰より優しく、そして時には強く、凛とした生き方をしていきたいと思っています。

看護師による糖尿病患者教育について
探求できる機会を与えてくれた人

中京学院大学 看護学部看護学科 講師　片野恵美子

1．恩師との出会い

　私と恩師との出会いは、今から17年前で私が大学院を受験する前でした。私は、臨床経験において看護師の教育能力に疑問が生じ、看護師による糖尿病患者教育について探求し、発展につなげる研究がしたいと思っていました。大学院への受験を考え、恩師が糖尿病患者の看護について研究指導をしていることを知り、受験の事前相談で恩師と出会いました。

　受験の事前相談の際、恩師は私が作成した研究計画書を見て、「研究のテーマを決め直す必要があります」と私に言いました。なぜなら、先行研究をよく読んで研究のテーマを考えていなかったからです。私が考えた外来看護師による糖尿病患者教育の効果に関する研究は、既にいくつか実践報告されていました。しかし、恩師は私の看護師による糖尿病患者教育についての研究をしたいという熱意や思いを理解し、私に「受験してよい」と言ってくれました。その言葉を聞いた私は、恩師が書いた糖尿病患者の看護に関する著書をよく読んで受験に備えました。小論文の試験では、予想したとおりの糖尿病患者の看護をテーマとした問題で、時間内で指定された文字数の小論文を書くことができました。面接試験では、恩師は面接の際に十分に自分の考えが言えるように、私に「胸を張ってしっかりとあなたの意見を言ってください」と言ってくれました。その恩師の言葉がけにより、私は面接官の質問に対してしっかり自分の考えを伝えることができました。私は合格発表で自分の受験番号が載っているのを見て、大変な驚きと自分の夢がかなえられる機会

が得られたと大きな喜びを感じました。大学院受験に合格した後、恩師からゼミへの参加の誘いがあり、私は恩師のゼミに参加しました。私が初めて恩師のゼミに参加した際には、恩師はゼミに参加している大学院生、教員、病院看護師の人達に私を紹介し、歓迎をしてくれました。私は大学院でのゼミの雰囲気や参加する人達を知ることができました。恩師はゼミ以外に糖尿病患者の看護の研修会を私に紹介してくれました。糖尿病患者の看護の研修会では、恩師や大学院1年生と会い、研修内容がどうであったかについて話をしました。初めての大学院でのゼミや糖尿病患者の看護の研修会の参加により、私は最新の糖尿病患者の看護に関することを知ることができました。

　このように、私は看護師による糖尿病患者教育についての探求と研究をしたいという動機から大学院への受験を考え、糖尿病患者の看護について研究指導している恩師を知り、恩師と出会いました。恩師との出会いにより、看護師による糖尿病患者教育についての探求の機会が得られ、ゼミや糖尿病患者の看護の研修会に参加できました。最新の糖尿病看護に関することを知ることができたとともに、自ら看護師による糖尿病患者教育の現状や課題について調べて把握しようという思いがさらに強くなりました。

2．恩師の背中に感じた力

　恩師との出会いと恩師の看護教育・研究のあり様から、私自身糖尿病患者への教育の考え方やセルフケアへの看護援助のあり方について学ばせていただいた。2型糖尿病のコントロールを維持するためには、食事療法や運動療法、薬物療法などの自己管理行動の継続が必要です。自己管理行動の学習を促す成人教育においては、現実的な課題に対して主体的な取り組みを促すことが学習効果を上げやすい特徴があります。

　私は大学院入学後、看護師による効果的な糖尿病患者教育に関する研

究をしようと思い、文献検索し多くの文献を読みました。文献検討をする中で、日本における糖尿病患者に対する患者教育についての研究は、患者を焦点に当てた研究がほとんどであり、教育する側である看護師に焦点を当てた研究が少ないことがわかりました。その看護師に焦点を当てた研究の一つでは、看護師の糖尿病患者に対する認識やイメージについて明らかにされていました。それによると、看護師の糖尿病患者に対する認識は、『心理状態への理解』『自己管理に対する理解と厳しい評価』『患者に対する諦め』の３因子で構成されていた。また、看護師の糖尿病患者に対するイメージは、たとえば「性格的に難しい」「治療が守れない」「自己管理ができない」「指導に耳を傾けない」などマイナスのイメージが多かった。このような看護師の糖尿病患者に対するネガティブな認識やイメージが、患者教育に影響しているのではないかと研究課題を考えました。その研究課題を恩師に見せ、研究指導を受けました。恩師は「看護師が糖尿病患者に対してネガティブな認識やイメージを持つことは自由です。それよりも、糖尿病患者に対してポジティブな認識やイメージを持つ看護師が患者教育にプラスな影響を与えるかという視点にした方がよいです」と私に言いました。この恩師の言葉を聞いた私は、患者教育の研究視点の考え方に気づかされました。

　看護師の糖尿病患者に対する認識やイメージが患者教育にどのように影響しているかについては、これまでの看護学領域の研究では行われていなかった。そのため、私は社会心理学研究や教育心理学研究の対人認知や期待に関する文献を読み、研究課題を「看護師の糖尿病患者に対する認知および期待が患者の学習意欲に及ぼす影響」とし恩師に見せました。恩師は「患者教育では、内的動機づけを高めることが大切です。内的動機づけの患者の学習意欲を高める要因として看護師の認知や期待だけでなく、その他の患者教育に関連する要因も明らかにした方がよいです」と私に助言してくれました。学習意欲の性質には内発性、積極性・能動性、価値志向性があります。先で述べたように、自己管理行動の学

習を促す成人教育においては、現実的な課題に対して主体的な取り組み
を促すことが学習効果を上げやすくなります。私は研究目的では看護師
の糖尿病患者に対する認知および期待が患者の学習意欲に影響すること
を明らかにすることと、患者の学習意欲に対する影響因子を明らかにす
ることにしました。また、患者の学習意欲の影響要因としては、看護師
の要因、患者の要因、状況の要因、看護師の糖尿病に対する期待、患者
の看護師への期待認知を考えました。

　私は恩師から患者教育においてプラスの影響を与えるものや内発動機
づけを高める要因に視点をあてて意義ある研究をすることを学ぶことが
できました。また、この学びによって、私は今後の看護師による糖尿病
患者教育についてどのような方向で研究したらよいかが分かりました。

3．恩師に贈る言葉

　私は大学院を修了して15年になり、最近では２型糖尿病成人期患者の
自己管理行動の継続やその看護援助に関する研究をしています。なぜな
ら、私の家族が２型糖尿病になり、自己管理行動の継続の大変さを目の
あたりにするようになったからです。私は２型糖尿病患者の自己管理行
動に伴う負担感を軽減する看護援助を導き出したいと考えるようになり
ました。現在では、「外来通院中の２型糖尿病患者の糖尿病総合負担感を
軽減できる看護援助の分析」をテーマとした研究を進めていこうと思っ
ています。恩師から学ばせていただいた患者教育においてプラスとなる
看護援助を導き出そうと思います。外来通院中の２型糖尿病患者の糖尿
病総合負担感を軽減できる具体的な看護援助内容を明らかにすること
は、患者が苦痛なく自己管理行動を継続できるための看護をしていくう
えで重要な示唆が得られると考えます。私の家族だけでなく、２型糖尿
病患者への看護に役立てたらと思っています。

人生の師を胸に自分らしく輝いて生きる

社会福祉法人 旭川荘 旭川荘総合研究所 ナイチンゲール看護研究・研修センター センター長　　川北　敬子

はじめに

　現代社会は多くの課題に直面しています。人々の価値観や伝統、文化、哲学が相克し、生命軽視の風潮も甚だしい。生命尊厳の思想が今ほど求められている時はないでしょう。

　私には忘れられない思い出があります。それは小学3・4年生の時。担任の先生は、生徒を信頼し、温かい包容力で公平に接してくれる人でした。当時、私はとても引っ込み思案な少女でした。しかし先生の励ましに力を得て、図工の授業で一生懸命に制作した作品が、学外出展で最優秀賞を受賞したのです。新しい自分の発見。認められたことの嬉しさ。私は見違えるように、どんなことにでも積極的に取り組む子どもへと変わったのです。その時の一人の教育者との出会いが、のちに私が教育の道を志すきっかけともなりました。

F・ナイチンゲールとの出会い

　保健師として勤務していた時期があります。私が看護の道へ進むことを望んでいた母親への親孝行の思いが、その背景にはありました。その後、教師の道を選び直すことになりますが、当時の経験や出会いは今なお、私の心に焼き付いています。

　ある時、私は、人生の師匠とも言うべき恩師から一冊の書籍を賜りました。F・ナイチンゲールの生き方について書かれたものです。後年、それが研究の動機となり、大学院修士論文のテーマを「ナイチンゲール

の「ヒューマンケア」の視点からみた看護教育カリキュラムに関する研究」と掲げて学位を取得しました。英国の歴史家エドワード・ハレット・カーは、『歴史とは何か』の中で『歴史とは現在と過去との間の尽きることを知らぬ対話』と言っています。ナイチンゲールのゆかりの英国、イタリア、ドイツなどナイチンゲールの足跡が残る地を何度も訪ね、心の中でナイチンゲールと尽きない対話を重ねてきました。

　私には二つの座右の銘があります。一つは文豪ゲーテの母カタリーナがゲーテに語っていた言葉で、『良き出会いは、人生の宝』というものです。もう一つはF・ナイチンゲールの『諦めるなどという言葉は、私の辞書にはない』です。「良き出会い」は成長の因となります。私が、どんな苦境にあっても、絶対に「諦めない心」を持って生きてくることができたのも、良き出会いに支えられたからに、ほかなりません。

　ナイチンゲールが、出会いと人間関係をどのように構築して何を大切にして人生を生きたのかを研究し、「励ましと仕事の尊さ、厳しさ」を痛感しました。全盲になったナイチンゲール（81歳）が、『眼が見えなくても私にはまだ、聞く耳がある・話す口がある』と語り、命が燃え尽きるその瞬間まで、世界中の人に「励ましの手紙」を送り続けた姿に、私は魂を揺さぶられました。常に強い信念と努力をもち、社会に挑戦し続けた彼女の看護学、看護観、教育観は、誰人の生命も平等で、かけがえのない価値を持っていることを伝える「生命尊厳を探求する学問」と言えるでしょう。生命哲学の人間主義を貫いた生き方と「自分の無限の可能性を信じる心の強さ」「志を持って人の為に尽くす喜び」「何があっても諦めない心」で、命の限り、慈愛の励ましに徹した彼女の生涯に、心からの敬意を表するものです。

希望と勇気のスイッチは「出会い」
－人と人との繋がりの大切さ－

　ドイツ教育哲学者のオットー・フリードリッヒ・ボルノウ氏は、「精神的・運命的出会いが人生を決める」と提言しています。物理学者の湯川秀樹博士も「人生において人間関係こそ重要」又、世界の著名人も「人生を最も豊かにするのは」「人間関係」と言っています。人生の師を持つことは「生き方の規範」を学ぶことに通じます。人間だけが師匠を持つことができ、そして師弟の道を歩むことによってこそ、人間は人間としての最高の宝を得られるのです。「師匠を持てば、人は謙虚になる。生涯、成長と向上に挑み続け、師と同じ偉大な人生を生きることができる」これは、私が恩師から教えていただいた人生哲学です。

　ナイチンゲールの生き方に影響を与えた人は、両親、家族、乳母、友人、有識者などの世界中の話題の対話から「豊かな心」を育み支援を受けて、ナイチンゲールは、出会った人との繋がりを構築し偉業を成し遂げたのです。ナイチンゲールは、目の前にいる一人のために頭と心を使い、相手が驚く程手を尽くして励ましました。彼女は「目配り・気配り・心配り」の達人だったのです。日本人のホスピタリティ精神を表す日本語の「おもてなし」は、ナイチンゲールの心に通じるものがあると思います。「生きるとは前にすすむこと」「負けないことが勝つこと」と学びました。

　中国・北宋の時代の張詠地方長官は、「事に臨みて三難あり」と、問題に対処する時に心すべき点「ものをよく見ること」「見て行動にうつすこと」「行動する時決してぐずぐずしないこと」と語り残しています。又、人間的生き方を示唆する「マズローの欲求」5段階の自己実現欲求の先にある第6段階の「自己超越欲求」は、自分の持つ能力・可能性を最大限に発揮し「あるべき自分」になりたいと願う欲求。組織発展を望む欲求の「貢献する心・利他の精神」を示唆しています。時代の変化の

中で「探究心・創造力・希望を生み出す生命力・人間同士の絆」は、とても重要な部分です。自分の才能・無限の可能性は、人間関係を通してこそ活かされるのです。人間は、人の中でしか成長できないのです。人と社会の中で多くの人達と出会い自分らしく生きる事が大切です。

　人生には「大切な何か」を教え、気付かせてくれる両親、友人、教員、師匠等の存在がいます。人は多くの出会いや励ましを支えとして、今、ここにいるのです。自分を生み育ててくれた人を裏切らないと思えば、人生の正しき軌道から外れることはありません。忍耐とは、「未来は必ず開ける」と信じ、希望を捨てず、力強く生き抜くことであります。そしてその希望とは、人から与えられるものでなく、自ら生み出すものなのです。「友の喜びを我が喜びとし、友の嘆きを我が嘆きとする」ことを重んじ、人との良き出会いで人生が決まり目の前にいるひとりの人を今いる場所で徹して励ますことが大切です。ナイチンゲールは、家族、親戚、友人、近隣、地域、職場、国民、国など自分につらなるすべての人を幸せにしたのです。私の恩師の教えの中に『人は、人の絆のなかで育まれ、成長し学びあい、助け合って真実の人間となる。ゆえに、自分一人だけの幸せはない。自他共の幸福のなかにこそ、本当の幸福もある。』とあります。ナイチンゲールは、最高に幸福な生涯だったと拝します。

恩師の人間主義の哲学

　教育は何のためにあるか。恩師は『子どもを幸福にすることであり自ら幸福を創造する力を育てること』又、『「子どもにとって、最大の教育環境は教師自身である」「可能性のない子どもはいない。その可能性を引き出し伸ばす為には、教師自らの「自己変革」が不可欠である」「良き出会い・希望は、人生の宝」「人は一人では生きていけない。自分の才能・無限の可能性は人間関係から活かされる」』と教えてくださいまし

た。誰もが「生まれてきて良かった」と思えるよう社会を構築していくことが重要であり、そのためにまず自らが研鑽し、人格を磨いて成長し続けることを教育の原点にしています。教え子との関わりから実感することは、一人一人が、かけがえのない生命と使命を持っているということです。教え子の変わっていく姿に、諦めないで成長を信じて待つ「勇気」が大切であると痛感しています。

　恩師の人生観から「生きることは、前に進むこと」「負けないことは勝つこと」「良き出会いは人生の宝」「人との繋がりを大切にする」「桜梅桃李の生き方」それぞれが美しいようにあるがままで輝く。『生きることは、即学ぶことであり、自らの可能性を開花させていく上では、自らの異なるものと出会い、そこから積極的に、学びとっていくことが、不可欠である。何のために学ぶのか。身につけた英知は、誰のために使うのか。この責任感に達する時、行き詰まりはなく発揮される。生涯、学び続けることだ。成長し続けることだ。人生の勝利者と光っていくことができる』との示唆を得ました。

おわりに

　教育をはじめ政治、経済など、私たちを取り巻く環境の様々な課題を見るにつけ、自己肯定感をもち「私を産んでくれてありがとう」と両親に感謝できる心を持つことの重要性を感じています。それが生命尊厳の心の根本です。私の教育哲学・人間観は、「人間尊重の資質をもつ人間観」です。「他の人を自分と同じく、それ以上大切に思う心」「人々に尽くすために心を磨き、行動し、人のために生きる」です。ナイチンゲールの生き方を通して又、「教育の原点」を命に刻み教育者・研究者としてさらに学び実践して参ります。人・社会のために生きた人は、自分の幸せに繋がります。

　私が、ナイチンゲールについて学び続け、語り続ける理由——それは、

一人一人がどれほど無限の可能性を秘め、使命をもった存在であるかを伝えたいからにほかなりません。社会的な評価といった表層的なことにとらわれる必要などありません。自分の可能性を諦めない。自他共に無限の宝がある一人一人がどれほど豊かな可能性と使命をもった大切な存在であるのか。自他共にある無限の可能性を信じて、今いる場所でありのままで自分らしく輝いて生きることの存在がどれほど尊いのかを実感できることこそが、人間にとって一番重要なことなのです。可能性を開花させて自分らしい生き方をするために生涯、学び・成長し続けることが大切であると思います。

　現在まで、生きがいと誇りある教育に関われている我が人生に両親と恩師を始め多くの方々との良き出会いに感謝が尽きません。一人の存在は、ローソクの灯火のようなささやかなものに見えるかもしれませんが、世界を照らし、人のため社会に貢献しようという志を持つならば、その灯火は多くの人々を照らしていく光となります。我が恩師とナイチンゲールのように、私もまた、人々との出会いを楽しみながら、人に希望と勇気を送れる心麗しき語らいを重ねながら、私らしく美しい「令和」の時代を輝いて生きていきます。

参考文献

1）「実像のナイチンゲール」リン・マクドナルド著、金井薫監訳、島田将夫・小南吉彦訳、現代社、2015年

2）「完全なる人間〔第2版〕：魂のめざすもの」アブラハム・H・マスロー著、上田吉一訳、1998年

3）『宋名臣言行録』朱嘉編集、梅原郁翻訳、ちくま学芸文庫「ぐずぐずしてはいられない」、2015年

4）「ナイチンゲールのヒューマンケアの視点からみた看護教育カリキュラム」川北敬子著、岡山大学大学院教育学研究科修士論文抄録　第三巻、2005年

揺らがぬこころの羅針盤

安田女子大学 看護学部看護学科 教授　　木下八重子

1. 緒　言

　日本は高齢化がますます進んでいます。内閣府が2017年に発表した第
2節「高齢者の姿と取り巻く環境の現状と動向」では、平成28（2016）年
の労働力人口は6,673万人と報告されています。労働力人口のうち65～
69歳の者は450万人、70歳以上の者は336万人であり、労働力人口総数に
占める65歳以上の者の割合は11.8％と上昇し続けています。現在仕事を
している高齢者の約4割は「働けるうちはいつまでも働きたい」と回答
しています。70歳くらいまでもしくはそれ以上と答えた約8割の人が高
齢期といわれる年齢になっても高い就業意欲を持っている様子がうかが
えます。「働けるうちはいつまででも」を合わせると、80％の人が70歳以
上まで働くことを希望している現状です。物忘れが増える、人や物の名
前が思い出せない等々、年齢を重ねるにつれ気になるのは「脳の老化」
です。しかし、脳の老化は年齢とは必ずしも関係していません。仕事も
しっかりとこなして多くの人に影響を与えている人も多くいます。年齢
にかかわらず、仕事の目的は成果を出すことだと思います。そのために
ベストを尽くすという意味では、年齢の上下は、全く関係はなく「70
歳だから」「高齢だから」ではなく仕事をする以上は真摯に向き合うこ
とが大切に思います。私は仕事にひと区切りをした後、現在の看護教育
の仕事に就き12年目を迎えています。山あり谷あり、気弱になっている
私は、その時その場面で羅針盤となり有形無形に導いてくださる多くの
方々に出会いました。

2．本　論

1）高齢になっても続く絆

　「精神科POSの手引」を出版してから20数年が経ちました。精神科に
POS（Problem-Oriented System）を導入することはむずかしいとの意見
が多くありました。しかし、患者志向とチーム医療が求められる精神科
においてこそPOSの理念を導入すべきと考え、記録の簡略化やマニュア
ル化など独自の工夫を行い、POS記録の効用と今後の課題を強調して精
神科へのPOS導入を試みてからははや40年が経過しています。出版の編
集にあたっては、院内の医師や看護師の有志が、定期的な会合を持ち、
夏には個人宅に缶詰になりながら出版へ向けての作業を進めました。精
神科の看護実習指導に、実習病院に出向くと、一緒に出版に取り組んだ
津尾佳典、岡須美恵、石田和子、木下八重子、渡辺園子、石野日出子、
清水純子、内田伊都子の「精神科POSの手引」の本に出会います。若かっ
た仲間が、現在は70歳を超え80歳を迎えていますが、今もその本の理念
がそれぞれの病院に脈打っていることを実感しています。POSの枝葉に
こだわることなく、「患者志向」「チーム医療」の理念がいつまでも大切
にされていることをしみじみと感じています。若かりし頃、情熱を傾け
た仲間との絆を今なお感じています。

2）研究姿勢を学ばせていただいた先生

　先生は、70歳を過ぎても、看護教員として大学で働き、教鞭をとり、
学生に声をかけ、励まし、人としての正しい活き方を示してくださいま
した。
　先生は80歳を迎え、足腰が不自由になり自宅での生活でしたが、前向
きな看護を常に考えておられました。一昨年にお亡くなりになられまし
たが、亡くなられる3週間前まで、研究への関心を失わず、知識・技術・
研究の大切さを述べられていました。2015年6月に「看護師の直観的観

察判断」を看護の科学社から出版されました。先生の豊富な臨床経験や教育経験から生まれた、直観的観察判断は、今後の研究で発展させ看護実践や看護教育に新たな視点が生まれると考えます。先生からは、大切な研究姿勢を学ばせていただきました。

3）導き後押ししてくださった寛大な先生

先生は「今日一日、真っ直ぐに生きる」「後ろは向かない前を向く」「一生勉強」という信念の基に、周囲を巻き込み、自分と周囲を一緒に引っ張り上げて下さった人です。全国の看護教育に携わる教員、または臨地で実践している看護専門職等が、相互に意見交換、情報の共有化を図る目的で、全国看護管理・教育・地域ケアシステム学会を立ち上げられました。これまでの出版は「看護・保健科学研究誌」「これからの看護学概論」「これからの倫理学」「未来を拓く看護管理」「ヘルスとヒーリングの看護学」「キャリアと人生観」「言葉の持つ力」その他数十冊に及び、様々な取り組みを活発に行なわれています。今も爆発的な力強さを周囲に感じさせる先生です。周囲の私たちも知らず知らずのうちに研究者の道へと導かれていったように思います。凄い先生に出会えたことで、私の人生に変化が訪れたといっても過言ではありません。看護の智を深め、今を変える気づきとともに「今日一日、真っ直ぐに生きる」という生き方「為せば成る」というやる気と気力の大切さを教えて頂きました。

4）哲学議論を交わした人

つながりの社会性とは、社会学者の北田暁大が導入した用語で、自己充足的・形式主義的なコミュニケーション作法のことです。1980年代頃から、コンビニエンスストアがストレスから解放されて仲間とつるむたまり場として効率的に若者に利用されており、コンビニエンスストアは見知らぬ人の偶発的なコミュニケーションを可能にします。

行き慣れた美容院が、私にとってのコンビニエンスストアです。美容

室の先生は、哲学・文学・映画評論、近々のニュースなど硬い話題からソフトな話題に至るまで自説を持っておられ、時にはアドラー心理学にも論議に花が咲きます。人生において様々な体験をし、技を鍛え知識を積み重ね、その体験・技・知識は一夜にして築かれたものでないだけに一つ一つに深みがあります。また、若者に交じって今どきのヘアーカットの研修を受講し、店名やシステムを変更するなど、何事にも前向きに取り組みチャレンジ精神旺盛な人です。将来は、「自転車に乗って老人ホームにヘアーカットのボランティアに行くよ」と笑顔で話されます。いつも見る人や聞く人を魅了し多くの示唆を与えてくださいます。年齢に関係なく前を向き、自分らしく生きている尊敬できる先生です。

3．考　察

　ここに紹介した素晴らしき人々は、年齢に関係なく一生現役として頑張っておられる方々です。「年だから」と甘えず、尊敬され必要とされることで生き生きと働いておられ、そのスタンスこそが、その人の生きる道となっていると考えます。70歳を超えると、体力面や健康面でも衰えが目立ち、配慮する必要は多々ありますが、年齢からくる違いも個性の一つと捉えて、自分の現状を受け入れ、どうすれば自分らしさを持って活動し、どうしたら成果につながるかを基に日々の在り方を考えることが大切ではないでしょうか。

　本音は見た目や年齢にこだわっている私ですが、年齢に関係なく前を向き、自分らしく生きることがでる、そうありたいものだと思っています。困難や迷いで行き詰まり、自分らしい生き方をするために何をしたら良いのかと思いを巡らせるその時、その場に応じて指し示してくださる心の羅針盤のような人は必ず存在すると信じています。

　「この人ありて」から、人生の追い風をいただき自分らしい生きる道を「後ろ足を前に」歩みたいものだと考えます。

引用・参考文献

・内閣府　平成29年度　高齢者の日常生活に関する意識調査結果

・独立行政法人高齢・障害・求職者雇用支援機構　高齢社員の人事管理と展望

・津尾佳典他（1993）：精神科POSの手引き．医学書院

・國岡照子他（2015）：看護師の直観的観察判断．看護の科学社

・橋本和子他（2013）：これからの看護学概論．ふくろう出版

・橋本和子他（2014）：これからの看護倫理学．ふくろう出版

・橋本和子他（2017）：未来を拓く看護管理．ふくろう出版

・石原房子他（2013）：高年齢者のレジリエンスと主観的および精神的健康との関
　連、老年学雑誌　第4号

いつまでも心の中のナイチンゲールである祖母

福山平成大学 看護学部看護学科 教授　木宮　高代

『この人ありて』の原稿を書くにあたり、真っ先に頭に浮かんだのは、私の心の中のフローレンス・ナイチンゲールであり、尊敬する人、大切な人である私の祖母です。祖母は、私に沢山のことを教えてくれました。そして、私が看護を志す道へと導いてくれた人物です。

私は小学生から高校を卒業するまでの間、学校が終わると祖母が待っていてくれる家に帰るのがとても楽しみな時代を過ごしました。家に帰ると祖母が「おかえり」と笑顔で迎えてくれ、「先に手を洗いなさい」が習慣の言葉でした。いつも祖母と一緒に夕食を作ったり、編み物や裁縫、花の大好きだった祖母が大切に育てている庭の花木を一緒に手入れし、さまざまな花の育て方を教わったことを思い出します。季節ごとの花木を育て、家の中には、部屋に合わせた花が生けられていました。祖母にとって、孫のなかで女の子は，私一人であったこともあり女性が嗜むべき作法を教えてくれました。今、それを全て実行していたなら、素敵な魅力的な女性になっていたかもしれません。

日々の食事は、殆どが祖母の手料理でした。その味は今でも忘れられません。いつしか、私の料理する味付けも祖母の料理の味付けに近づいているような気もします。子どもの頃には、苦手だった魚の煮つけは、今ではすっかり大好物の一つです。おそらく祖母は、子どもが好む味付けにしてくれていたのだと、今になってそう思うと、もっと食べておけばよかったと後悔するばかりです。

私に食べ物の好き嫌いがないことは、祖母の手料理のおかげだと感謝するしかありません。

祖母は、常日頃から「人の役に立つ人間になりなさい」「人が喜ぶと自

分も嬉しくなるから」を口癖に私たち孫に言っていました。何事にも一生懸命にやっていくことで、信頼を得て、人間として成長すると、教えてくれました。

　祖母もきっと長い人生の中で、いろいろな経験をしてきたからこそ、言えるのであろうと思います。

　祖母は、女学校への送り迎えには御付きがいた話をよくしてくれました。どうにかして、学校から家までの帰り道、その御付きを巻き友人と楽しんでいたらしく、そんな話を聞くと、良妻賢母なしからぬ、おてんばな一面があったのかと、なぜかホッとしていたことを思い出します。このあたりは、祖母のDNAを着実に引き継いでいるのかもしれません。

　私が「看護の道」を志したのも祖母の口癖でもあった「人の役に立つ人間になりなさい」「人が喜ぶと自分も嬉しくなるから」がいつも心の中にあったからだと思っています。

　今、その道を選択し、本当に良かったと言える私に導いてくれた祖母には心から感謝しています。祖母の愛情を惜しまなく与え育ててくれたこと、私の1歳の誕生日にプレゼントしてくれた子供用の籐の椅子も祖母自らが仕立ててくれた七五三の着物も現在も自室に健在しており、私の一生の宝物となっています。「物を大事にしなさい」という祖母の教えを守っています。

　私が看護の道を志し、そして臨床現場で看護師として、看護教育の現場で勤めていた際、読んだ書物の中に登場した寺本松野氏がいます。後に「寺本松野ことば集」を出版しています。寺本松野氏は85歳で生涯を終えました。偶然にも祖母のその生涯も同じであり、寺本松野氏の書物を読むと祖母を思い出します。いつも祖母の優しい笑顔を思い出しながら「寺本松野ことば集」を読んでいます。同じページを何度も繰り返し読むこともあります。今回、「寺本松野ことば集」から紹介したいと思います。

　看護は、

その人のところへ行くという以外に手はありません。

人間は好意をもっていても、かかわり方やそのタイミング・表現などで、
気持ちが通じ合わないことがあります。
また、お互いの気持ちを思いすごしていることもあり、
案外淡々としたつきあい方の中に
相手の心をとらえることができるものです。

家族とのかかわりの基礎になるものは、
心配をかかえている人間の存在に心を寄せることです。
心づかい、いたわり、礼儀の中の人間関係。
私たち看護婦にとって大事な病人のために必要な人と思えば、
自然に目的に適するようなつきあいが生まれます。

家族との協力なくして看護は効果を十分に発揮することはできません。
家族の気持ちは複雑で、揺れ動き、理性では納得していても
感情としてやむにやまれぬ思いがあり、
どのようにつらい思いをしても足りないものです。

患者さんは苦痛から逃れたい、治りたい、
健康になりたいと願います。
その向こうは希望をみつめています。

願いと希望。
声なき叫び。
それが祈りだと思います。

そういう患者さんの祈りを受け止め、

その祈りを自分のものとして祈り、

行動する、それが看護です。

「看護は出会いである」

私はそう思っています。

他者に向かって心を開き、相手の心を受け止めて、

信頼関係が出来上がるそのプロセスで、

私たちはお互いに学び合い、

成長できるのではないでしょうか。

「寺本松野ことば集」より

　祖母は、85歳で生涯を終えました。その後、しばらくして母が逝きました。今、天空では、母子が面白おかしく時間を過ごしていて、孫である私、娘である私を見守っていてくれていると思わずにはいられません。三世代母子での旅行や女子会が出来なかったことが悔やまれますが、祖母や母が生きたかったであろう人生を私が可能な限り精一杯生きていこうと思っています。

この人ありて

福岡大学 医学部看護学科 教授　木村　裕美

K教授との出会い

　保健師の職に魅力や、やりがいを感じ始めた頃のこと、父を突然亡くし、精神的ダメージを受け立ち直れずに職を辞してしまいました。その後まもなくして家族とともに新たな地で生活が始まったのでした。学生の頃から就職、結婚、出産とそれまでの人生で最も長く過ごし、人生の大きなイベントを送ったところで、親友もすぐそばにいて話をすることができ、ここで残りの人生を過ごすと信じていました。人生を右か左か選択をせざるを得ないことはあるのでしょうが、まるで異国の地にでもやって来たような心細さを感じていました。

　見知らぬところでの生活は、土地のことばや風習もわからず戸惑うことばかりでした。救いは、幼い娘の笑顔でした。自転車に娘を乗せて公園であそび、日々の成長を見守ることが楽しみであり、癒しでした。

　一度は辞めてしまった保健師の職でしたが、もう一度地域に戻り専門職として働きたいという思いも心の隅にはありました。娘が3歳になる年に医療職としての仕事の再開を模索し始めていました。臨床看護師には復帰はできたものの、保健師への未練は残っていました。月に1度ほど休みの日にナースバンクに通い、保健師の就職先を探し続けました。しかし、条件に合う職場はなかなか見つからず時間は過ぎていきました。暑い8月のある日、いつものようにナースバンクへ行き、就職に関する資料が入っている厚いファイルを1ページ1ページとめくってはため息をついていました。それまでは目にも止まらなかった就職先に「有保健師資格」と書いてあったのです。それは、国立大学の看護学科の助

　手の公募でした。地域・老年看護学講座で看護師・保健師資格を有することを条件にしたものでした。大学の助手の仕事など想像もできず戸惑いはあったものの、ナースバンクの職員に相談をしてみました。すると、すぐに記載された電話番号に電話をかけて連絡を取ってくださったのです。地域で保健師として働きたいと考えていたのに、不思議な感覚に襲われていました。すると、講座長であるK教授が電話に出られたのです。「仕事を探しているの？」と聞かれました。「はい。地域の保健師の職を探しています」と、すると「今までにどんな仕事を何年ぐらいしてきたの？」と、「臨床看護師を6年、行政保健師を3年、養護教諭を1年です」と答えると、「そう、いろいろな職の経験をしているのね。一度大学にいらっしゃい、話がしてみたいわ」と言われ、思わず「あ、はい。よろしくお願いします」と言ってしまいました。

　数日後の夕方、K教授の研究室を訪ねました。保健師職を探している気持ちは変わっていませんでしたが。K教授はふっくらとしたお顔に満面の笑みをたたえ、出迎えてくださいました。「看護職の実践をいろいろとされてきたのね」と、どことなく落ち着かず緊張した私に、優しく語りかけてくださいました。その時の話しには、大学の助手の公募のことは全く出ませんでした。大学の教授と話ができたという満足感と、もしかしたら保健師の就職の情報を提供してくださるのではという淡い期待を持っていたのです。それから数週間後のことでした。突然K教授から電話がありました。それは、すぐにでも助手として来てほしいというものでした。夢にも思っていない誘いに、自身が仕事をするには到底場違いで、大学の助手の仕事がどんなものかも全く想像もできずにいましたから、即座にお断わりをしました。しかし、それから毎晩のようにK教授からの電話があり、よほど困っている様子は窺えたものの、どのように考えたらよいか困ってしまいました。ある晩、K教授は「来るというまで電話を切らない・・・」と言われ、ついには根負けして「分かりました」と私は言ってしまったのです。

K教授の背中に感じた力

　思ってもいなかった大学の助手としての仕事は始まりました。今から20数年前のことです。パソコンを起動させることもできない私は、同僚の助手から一つ一つ助手の仕事について教えてもらいました。講義の資料作り、講義の準備、学外講師の接待（お茶出しなど）、講義時のスライド操作、それに「助手も勉強しなさい」とのことで、教授の科目の講義には学部から大学院に至るまですべてを聴講しました。今となっては、様々な経験豊富な学外の講師の先生方の講義を聴くことができ、貴重な体験をさせていただいたと思っています。

　初めてお会いした笑顔はどこへやら、助手３人が少しでもことを仕損じると研究室にやって来ては、「何やってんのー、ちゃんと仕事をしなさい・・・・」と、あまりの怖さに、お叱りは最後まで聞き取れないほどでした。それは、学外講師の先生のお茶出しのタイミングが悪い、スライドの操作が遅いにはじまり、臨地実習においては、最終カンファレンスでカミナリがドカーンと落ちることは度々のことでした。しかし、それは患者さんにとって、どんなケアが必要なのか、学生に教員として伝えられたのかというものでした。パワハラ、アカハラだのが問題になる今では考えられないことでしょうが。とても厳しく、如何に叱られないか毎日必死で仕事をしていました。助手部屋で、部屋の電気を消して鍵をかけて居留守を使ったことさえありました。

　「死生観」という科目は、医学科との合同講義でした。その頃に「インフォームドコンセント」や「デスエデュケーション」に関する講義は先駆的だったと思います。講義の最後のまとめは、看護学科、医学科の学生混合のグループでがん患者への告知と患者と家族の関係修復を目指すことをテーマにしたロールプレイングでした。医療職を目指す学生たちは、ケアチームを実践する医師、看護師の役、がんを告知される患者役、その家族の役をそれぞれで決めました。登場人物がどんな気持ちや

思いで、どう振る舞うかをグループで十分に話し合うのです。そして、最終的には与えられた役を素の自分でなりきり、どう考えて、何を言い、どう立ち振る舞うかをロールプレイングするのです。学生はグループごとに演習室に入り、真剣にディスカッションしていました。その様子をラウンドして様子をうかがうのが助手の仕事でした。その中で最も真に迫るロールプレイングをしていたグループを決め、他の学生、教員の前で再度その場面を演じるのです。まるで実際にその場面にいるかのような感覚にさえなるほどで、その真剣さに、涙さえこみ上げてきました。ロールプレイングが終わり、K教授がコメントをされました。「学生が主体的に役になりきり、その人の気持ちを十分に考えて自身に取り込み、精いっぱい表現したこと、医療職が家族の関係にまで介入し家族の力で修復に導いたこと、そして残された時間で、がんの終末期の患者とその家族、医療チームが一体となっていく様子が心に伝わり感動しました。あなたたちの目指す医療職のありようは、まさに今それぞれの役を自分として考えて演じた言葉一つ一つを大切に受け止めることにあるのです」一瞬の静寂の後で、大講義室が拍手の渦に包まれたのでした。教授の言葉一つ一つで学生はやり切ったという満足を得たのでしょう。自然発生的に起こった拍手に本当の感動を経験したと思いました。学生に伝えたいことを120％届けることのできるK教授は、怖いだけの人ではなかったのです。

K教授からいただいた言葉

　デスエデュケーションの研修会のDVDを編集するために、K教授と二人で観ていました。その時、教授はご自身の話を始めたのです。お父様を亡くされたときにイギリスで臨床看護師をしていた頃のことでした。お父様の死の知らせは家族からはなく、知ったのは1ヵ月以上もたった時だったそうです。「死は誰にでもやってくる自然なことだけど、

大切な家族を失うことはとても辛いわよね。でもね、別れの場面を作ることが一番大事なことなのよ。」と、ぽつりと言われました。すでに父を亡くしていた私は、周りが止めるのも振り切り、お産をして間もない身体で実家に帰ったことがよみがえりました。ふらふらと歩きながら父の棺にもたれかかり泣き崩れ、最後の別れをしたことを思い出しました。

　K先生、ありがとうございました。先生と巡り合い、大学というところで仕事をし、人生を生きることは運命だったのでしょう。いただいたたくさんのことばは今も私のこころに宿り、度あるごとに思い出し、大学教員としてまだまだ未熟ですが、学生に真のケアとは何かを伝え続けていきたいと思っています。先生が本当に大切にされていた、人としてのやさしさが何人のこころも癒すということを。

看護師として働いていた頃に出会った人々

福岡大学 医学部看護学科 教授　久木原博子

1．看護学校を卒業して

　誰に会い、どのような経験をしたかの積み重ねが自分の人生を作るといいます。そうであるなら、良い人と出会い、良い影響を受けたいと誰しも思うでしょう。

　私は高校を卒業した後、K大学病院附属の看護学校に入学し、3年間の看護基礎教育を受けK大学病院に就職しました。K大学病院は1,000床以上のベッド数をもつ地域の総合病院です。

　看護学校卒業後、手術室に配属されました。最初の職場の印象はその後40年経ってもより鮮明に残り、その後の看護師としての成長にも大きな影響を及ぼしてきたようです。

　手術室の看護師の役割は周知のように、手術する医師の直接介助と円滑に手術が進むように配慮する間接介助があります。手術は患者にとって侵襲が大きく生命を左右する治療のため、手術室内の手術に係る人の緊張感は最高レベルに達します。心臓の手術や脳腫瘍切除術など長時間の手術の直接介助をする先輩方の姿は新人の私にとってとても大きく遠い存在に感じられました。「私も先輩のように出来るようになれるだろうか」と思いながら就職しての数か月を過ごしました。

　看護学校でのカリキュラムでは手術室は2日間の見学のみであったため、手術室勤務ですぐに役立つような知識や技術は修得できていませんでした。必要な知識や技術は卒業後に就職した職場で学ぶことになります。すなわち、私がこの手術室で役立つための実力をつけるには基本的な知識からこの職場で学ぶしかありませんでした。現在でも多くの看護

学生は卒業後、初めての職場で社会人として、また、職業人として大いに悩み挫折感を味わいながらも乗り越えて看護師として成長しているのです。

　たった一人で直接介助をする恐怖は手術室勤務になった看護師なら誰でも味わうことでしょう。私も、それまでの人生で味わったことのない恐怖と責任と緊張を経験しました。当時、下手な直接介助の看護師が担当すると、医師から怒鳴られたり機器を床に投げつけられたりしました。怒鳴らないまでも不機嫌になる医師は少なくありませんでした。そのような時代だったのです。

　この頃私が経験したたった一度の最悪な思い出は、準夜勤で救急搬入された患者脳外科の手術です。当時、K大学病院では急患の手術は新人が直接介助をすることになっていました。就職して数か月が経ち、夜勤に入り始めた初期の頃、私は脳外科の救急患者の手術に直接介助として担当することになりました。執刀した脳外科医・（教授）は、最初から新人である私を大声で怒鳴り散らしました。患者の脳内の出血はひどく、手術もうまくいっていませんでした。教授は苛立ち、怒鳴り声は廊下にも響き渡りました。数十分後、私を見かねた先輩看護師が交代を申し出てくれました。私はもう耐えられないと思い、この時、この一度だけ手を下ろし、先輩に直接介助を交替してもらいました。そして、控室で大声で泣き続けました。自分が惨めで、情けなく、怒鳴られる恐怖と腹立ちで、もう泣くしかなかったのです。真夜中でした。これが社会人になることなのか、今まで経験したことのない出来事でした。

　このような環境で私は何を学び、どのような力をつけるべきか理解していきました。当時の私には先輩の指導は何よりも不可欠でした。その頃、役立つ指導をしていただいた先輩方には深く深く感謝しています。H先輩には手術の介助に役立つ先輩自作の大切なノートを貸していただき、読むべき本も紹介していただきました。働く上での心構えも教えていただきました。F先輩には手術の直接介助のコツや機器の並べ方など

を具体的にわかりやすく教えていただきました（直接介助については、このF先輩の教えがいちばんよく分かりました）。これらの先輩たちのお陰で私は徐々に上手く直接介助ができるようになっていきました。

　この頃の厳しい環境を乗り越えられたのは先輩方のお陰と、一緒に就職した同輩たちの助けがあったからだと思います。厳しい環境は同じ立場の我々新人を強く結びつけることに役立ちました。良き先輩や同輩たちに助けられました。

　その後の私の人生はこの頃の職場で経験したことと出会った人々に大きく影響を受けています。現在、私は大学で後輩を指導する立場にいますが、卒業する学生に就職先を相談されたら、私は卒業直後の就職先は自分が成長できる最初の職場であり影響も大きいため、人的環境を含めたよい環境を慎重に選ぶように伝えています。

　今思えば、私を怒鳴った脳外科教授も「患者を死なせるかもしれない」という恐怖と戦っていたのかもしれません。私も医師の気持ちを汲み、耐えれば良かったのかもしれないと、今は思います。

2．私の人生の考え方の指針になった　　　Ｏさんとの出会い

　私がＯさんと出会ったのは、看護師としてK大学病院に就職して5年が経ち、勤務交替で整形外科病棟に移った頃です。Ｏさんは私の出身看護学校の6歳上の先輩にあたります。Ｏさんは整形外科病棟60床の主任でした。きびきびとよく働き、患者の情報はほとんど全て把握し、医師からも信頼されていました。それまで私は術室のH先輩やF先輩といった尊敬する素晴らしい人々と出会いましたが、Ｏさんから聞いた言葉は、それ以後、私の人生での行動指針になりました。

　手術室からの勤務交替だったため、次の勤務場所が入院患者のいる病棟であることに最初、戸惑いを感じました。患者の異常に早期に気づく

自信がなかったからです。異常の徴候にいち早く気づくことができなければ、入院患者の容態は悪化し、合併症の併発の発見も遅れます。患者の異常に気づく知識と観察力の高さは患者の予後に直接影響します。今度の職場ではその責任の重圧がありました。私にとって看護師として初めての60床の病棟です。

　そのような私にとってＯさんは尊敬すべき先輩でした。今ではＯさんから教えてもらった言葉が発せられたその時の状況を覚えていませんが、たぶん私が何か失敗した時にＯさんから言われた言葉だろうと思います。Ｏさんは、「結果を人のせいにしていては自分自身が成長しない」と言われました。すなわち「成長したければ人のせいにするな」ということです。その言葉が今でも心に焼きついています。

　私も含め、多くの人は何かミスをしたら人のせいにします。周囲の人に悪く思われないよう、自分の防衛のため言い訳や弁解をするのです。「あの人が悪い、この人が悪い」と。また、「世の中が悪いのは政治家のせいだ」と言うのです。人の行動には責任は持てないし持つ必要はありませんが、自分自身の行動には責任をもたなければならないのは当然のことです。ですから、私はＯさんから教えてもらった言葉を受け止め、それ以後、私は人の行動を批判せず、自分の行動を振り返るようにしました。また、その時は自分は何をすべきか、すべきだったかを考えるようにしました。と言っても、今までの自分の態度を一朝一夕に変えられるものではありません。しかし、何事も自分に帰結するよう考えるよう努力すべきだと思ったのです。

　なぜ、Ｏさんの言葉が私の心に響き、その後の人生の指針になるような印象を与えたのでしょうか。その頃、私はＯさんのような看護師になりたいと思っていました。当時、厳しく指導する人は数多くいましたし、中には厳しいだけで尊敬できない人もいました。そのような中、Ｏさんは看護師としても人としても優れていました。そのようなＯさんの姿に看護師のモデルを見たように感じたのです。Ｏさんはハッキ

リものをいう人でしたので、当時、意見の食い違いや嫉妬に近い感情などから職場の全ての人から受け入れられていたわけではありませんでした。しかし、その後Ｏさんは Ｋ 大学病院の看護部長にまでなられました。

3．人の役に立つことの大切さを教えてくれた Ｉさんとの出会い

　Ｏさんと出会って間もなく、私は千葉大学の文部省主催看護学校教員講習の研修に大学から勉強の機会を与えてもらいました。全国の各大学病院から毎年１名ずつ参加し、35人前後の研修生（看護師または看護学校の教員）が、千葉大学大学院看護学研究科附属看護実践研究指導センターの教室で、数か月間、看護教育に関する諸々の学問を学ぶ研修です。この研修には研究のプロセスを学ぶ内容が組み込まれ、各人に研究が課せられていました。私が参加した年の研修は８月から12月までの４か月間でしたので、この期間、教育原理や教育心理学などを学びつつ、指導教官から指導を受けながら研究に取り組まなければなりませんでした。それまで大学病院に勤務はしていても、研究と言えるほどの研究などしたことがなく、私はこの課題がとても負担で、研修を無事修了することができるのかとても不安でした。

　この研修に同県の大学病院から派遣されたＩさんが参加していました。研修生の間では研究の進捗状況が多くの話題を占めていました。私はＩさんが同県出身であることで、よく話すようになりました。Ｉさんの研究は研修期間が終盤にさしかかっていてもほとんど捗っている様子がありませんでした。私はＩさんの研究を私が手伝わなければ、Ｉさんの研究は終わらないと思いました。その時Ｉさんが私に話してくれた話がとても印象深いものでした。それは「天国と地獄」の話でした。

　地獄の住人はガリガリ（我利我利）にやせていて顔も態度も考え方も地獄の住人にふさわしい亡者である。しかし、食事の時は地獄であっても大きなテーブルで沢山の御馳走が饗される。美味しい食べ物を沢山食べられる状況であるが、なぜ、地獄の住人はガリガリ亡者であるか。食事の時には腕の長さをこえた長い箸を使用しなければならない。地獄の住人は使用する箸があまりにも長いため、用意された御馳走をつかんで自分の口に運ぶことができない。だから食事を摂ることができず、いつもイラついて喧嘩が絶えない。

　一方、天国の住人は顔の色艶も良く、笑顔で天国の住人に相応しい上品なふるまいをして幸せそうである。しかし、天国の食事は地獄の食事と条件は同じであった。なぜ、天国の住人と地獄の住人はこうも違うのか。天国の住人も地獄の住人と同じ長さの箸を使用しているのだが、テーブルの遠い椅子に座っている、箸が届く他人の口に食べ物を運んでいたのである。お互い、箸の長さにあう他人の口に食べ物を運び、自分の口へも他者から食べものが運ばれていて、天国の住人は皆満腹になれたのである。

　この話の要点は、同じ環境や条件であっても、利己的に生きるのか、利他的に生きるのかで、自分の人生は大きく異なる、ということでしょう。人には百八の煩悩があると言います。煩悩を克服するために、その個人に必要な困難が人生に用意されているのかもしれません。私に用意された困難を克服しながら生きることが自己成長につながるのだと思います。

　利己的ではなく、「私の行為は人のためになるか」ということを自分に問い、また、「自分のやるべきことは何か」と自分に問いながらこれからも生きていこうと思います。ＯさんやＩさんに出会ったことを感謝しながら。

人の中で育つ

大手前大学 国際看護学部 講師　熊谷　桂子

　たくさんの人が行き交うスクランブル交差点を渡りながら、「私たちは人生で何人の人と出会うんだろう‥?」と、ふと思ったことがあります。何らかの形でかかわる人だけでも30,000人、と言われていますが、そのうち心を揺さぶられる人との出会いはどれほどあるのでしょうか。

　教員になり10年という節目の年、仕事に携わる中でさまざまな人から力をもらい、時に考えさせられることもありました。その中で印象深かったことについて、いくつか触れてみたいと思います。

　30年以上前になります。母性領域実習に臨んでいた時、不妊治療のために入院してこられた女性を受け持たせていただきました。学生だった私は、患者さんとの日々のかかわりからは、子どもを望む思い、その背景にある苦痛などを十分に捉え切れず、自分は何をすればよいのか答えを見出せないまま日にちだけが過ぎていました。どうしてつらい治療まで受けて子どもを望むのだろう。ご主人と二人の生活でも幸せではないのだろうか。いくら考えても当時の自分では理解し難かったことが、ふと口を衝いて出てしまったのです。「そんなに子どもがほしいですか」

　普通なら、思慮に欠ける発言に対し怒りの感情をあらわにされてもおかしくない場面でしたが、この患者さんは違っていました。「あなたにはわからないわ」と寂しげな笑みを浮かべた後、静かに語り始めてくれたのです。子どもが大好きなこと、結婚して当然のように「子どもを授かる」と思っていたこと、ご主人との間にできた子どもを育て、温かい家庭を築きたいこと、女性としての役割を果たせていない、と自分を責めてしまうこと。そして、不妊治療のつらさ、子どもの話題を周囲が避け

ることのつらさ。抱えているであろう苦しみに反して淡々と語られる言葉に胸を締め付けられながら、身じろぎもせず聞き入りました。年齢の若い患者さんでしたが落ち着いた方で、その後も態度を変えず学生を受け入れ続けてくださった、懐の深い方でした。

　学生時代から今に至るまで、出会った全ての患者さんに育てていただきましたが、いつも最初に思い出すのはこのエピソードです。この経験を通してようやく人の痛みを知れた、そんな実習でした。その患者さんのもとに赤ちゃんが舞い降りてきてくれたかどうか知る術もありませんが、幸せな日々を送っておられることを願って止みません。

　そんな未熟だった私も無事に看護師となり、転機が訪れたのは卒後20年を過ぎた頃でした。「看護教員にならない？」と声を掛けていただいたことを切っ掛けに、ダークホースとして突如現れた選択肢が、教員という仕事です。脳裏に過ったことすらありませんでしたが、ちょうど大学院を卒業するタイミングでもあったため、悩んだ末、先生方にお世話になったお礼の意味も込め、専門職を育てるという道に恐々足を踏み入れたのでした。

　実際には、想像を上回る大変さに右往左往してばかりで、後悔の方が大きかったかもしれません。それでも、大切な人との出会いが今なお私を支え続けてくれています。

　教員を始めて５年ほどたった頃でしょうか。仕事にも随分慣れてきた頃です。率直な意見交換をしながらも尊敬できる、先輩教員との出会いがありました。一方、仕事そのものに関しては、達成感を感じていたかといえば素直に頷けない、そんな時代だったような気がします。

　学会が終わって一息つきながら、先輩と夕食をともにしていた時、「私たちの思いって、学生に伝わっているんでしょうか」と何気なく呟いた私の一言に対し、「そうやって悩むのは、相手に見返りを求めているか

ら。教育に見返りを求めたらだめ」と即答されました。

　まさに背中に冷水を浴びるようでした。知らず知らずのうちに、私は学生に「求めて」いたのだろうと気付かされ、情けないような、勉強不足を恥じるような、一言で言い表せない複雑な気持ちが押し寄せたことを覚えています。少なからず経験を積んでいても、看護の原点ともいえることの欠落を鋭く指摘され、初心に立ち返った瞬間でした。

　今でこそ実感できるようになってきましたが、教育の仕事は簡単に答えが出ません。決まった正解や方法も、きっとありません。大学の4年間という、一見長く感じる月日の中で目に見える成長を感じとることはできますが、学生が歩んでいく道を下から支え、信じて待つことが教員としての役割なのだろうと考えるようになりました。学生とのかかわりに余裕を持って向き合えるようになったのは、それからです。

　もちろん、私を育ててくれているのは患者さんや同僚だけでなく、学生も何より大きな存在です。

　初めて着任した大学では、学生と教員の距離が近く、休憩時間になると学生が研究室を訪ねる光景を多く見てきました。授業内容に対する質問、履修について、個人的な相談など、学生たちの悩みは尽きないようです。

　私の所属する基礎看護学領域で行う教育は、学習面に加え態度育成など看護者としての在り方にも大きな影響を与えるため、高校を卒業して間もない、まだ可愛さの残る学生にとっては、その教育を「厳しい」と受け止められる場合もあります。私はどちらかといえばヒールを請け負う役目であり、自身の持つ教育観からも、必要以上に学生との距離を縮めないようにしながら仕事に携わっているのですが、ある時、同僚が知らせてくれました。「あの先生はいつも公平だ」って学生が言ってたよ、と。学生自身で考え、判断できるように助言し、その子の未来を見据えつつ一貫してかかわってきた姿勢が少し通じたのかな、と、教育職に就

いた喜びを初めてわからせてもらえた瞬間でした。学生とのかかわりから得られるものは全て原動力となり、心に響きます。

　とはいえ、10年を経ても教員としてはまだ浅く、迷える日々が続いています。

　フレッシュな学生たちへの指導は想像以上のきめ細やかさと根気を要します。当然ですが、同じ単元を毎期担当していても、その時の状況によって修正を盛り込み、より良い授業にしようと考えを巡らせます。チームからの助言を得ながら一回一回作り上げていくのですが、時には、遠くの方から授業内容についての手厳しい意見が漏れ聞こえてくることもあります。痛いところを突かれているのが自分でもわかるので、つい、揺らいでしまう。最たる課題です。インテリジェンスに富んだ上司に相談すると、「自分のしていることの価値に確信があれば、周囲の音（声）は耳に入りません」毅然とした、美しくさえある答えが返ってきました。この先生の存在は私にとって、とてつもなく大きく、仕事に対する向き合い方を変えてもらえたように感じています。目的を見失わず進む大切さにも改めて気付くことができ、私をまた少し前進させてくれた、意味のある出会いでした。

　これからも、私たちは数えきれないほど人とかかわっていきます。人といることで傷つくこともあるけれど、受けた傷は人によって癒やされるのも確かです。心に深く残る人の存在を大事にし、人とのかかわりの中で見出す自分も育てていきたいと考えています。

　Life can be wonderful if you're not afraid of it. All it takes is courage, imagination… and a little dough. ご存じの方も多い、映画の中の台詞です。これから看護の道を歩み始める人たちには、豊富な知識と確かな技術を兼ね備え、想像力豊かに人に向き合っていってほしい、というのが私の願いです。

Ａさんに贈る言葉

愛知県立大学大学院 看護学研究科 博士前期課程　兒玉　善明

　私は大学を卒業して精神科単科の病院に就職しました。精神看護学実習での精神科の実習が一番楽しく、精神科で働きたいと思ったからです。また、大学２年生の時の授業で３〜４名のグループに分かれて精神病院を見学するという課題がありました。一番下宿先に近いからという理由だけで見学先を決めた病院で「ここで、自分は働く気がする。」という天啓のような感覚を持ったことも大きかったのだと思います。就職活動をする中で、同級生の多くが「まずは一般科（身体診療科）で何年か働いてから、精神科は考えるわ。」と言っている中で私は天啓に従うようにして大学２年生で見学させてもらった精神病院に就職が決まりました。

　私の配属は急性期閉鎖病棟で、その当時は精神科での応急当番病院や救急当番病院がまだ少なく、週２回の当番日にはほぼ必ず各勤務帯で入院があるような病棟でした。そのような病棟でしたが、先輩方に恵まれ、大きな挫折をすることもなく働いていました。今思い返すと、なんと思い上がっていたのだろうと思うのですが、３年目になる頃の私は日々のルーチン業務を効率よくこなす事ができ、それなりの数の担当した患者さんが退院していったことから「自分がこの病棟をまわしている」と慢心していました。

　私が働いていた病院ではプライマリーナーシングをとっており、担当看護師は入院が決まると副看護師長さんが担当患者さんの割り振りをすることになっていました。当時は本当に怖いものなしだったので、病棟の副看護師長さんが入院患者さんの一覧を見ながら担当の割り振りを決めるのを考えていると「自分、誰でもやります！」と声をかけていまし

た。そうして、担当になったのがＡさんでした。Ａさんは統合失調症の方で、自分とも年齢の近い男性で、将棋がとても好きな方でした。調子が悪い時には、陽性症状が出ることもありましたが、内服を続ける内に病状は概ね安定し、大部屋でも問題なく過ごせるようになりました。私はＡさんが入院している間は病棟が忙しいということを理由にしてＡさんとあまり積極的に関わることが少なかったように記憶しています。そうして、２ヶ月半が経った頃に、主治医のＢ先生から退院の話が出ました。当時の私は「まぁ、薬を飲むだけで安定する人もいるよね。」と、何とも浅はかな考えで、Ａさんの退院を見送りました。Ａさんは病院に併設しているデイケアへ通所する予定でしたから、「またそのうち院内で会うかなぁ。」と漠然と思っていました。しかし、Ａさんとの再会は予想以上に早く、２週間もしない内に再会することになりました。私が準夜勤務で病棟に行くと、よく見慣れた名前が隔離室にありました。Ａさんが再入院してきたのです。診療報酬上の兼ね合いもあり、通常であれば退院後３ヶ月以上経過していない患者さんの場合は原則として慢性期閉鎖病棟や慢性期開放病棟で入院対応となっていました。急性期閉鎖病棟に入院する場合は、病状が著しく悪く、対応にマンパワーが必要な場合にのみ入院することになっており、Ａさんの場合はそれほどまでに状態が悪くなっていたのです。実際、直接会ってみると私と主治医のＢ先生（背格好が近い男性医師だったのですが）との区別ができず、「本当はＢ先生だったんですね！」と私に向かって話しかけてくることが多く、また他の看護師に向かっては突然声を荒げるなど、前回の入院とは全く違うＡさんの姿がそこにありました。

　その時の私は、前回の入院では積極的に関われていなかったという何とも後ろめたい気持ちがあったので、「気合を入れなきゃ。」と思ったことは覚えています。それからのＡさんの状況は一進一退を繰り返しました。注察感が強くなり、部屋の隅に隠れることや人物誤認したまま訂正が難しかったりと幻覚妄想状態が続き、内服で少し症状が安定し、開放

観察になれば、次は被害感が強くなり、病棟の他の患者さんとトラブルになる。そういうことを繰り返しながら、2ヶ月ほどかけてようやく隔離解除になりました。そして、個室から大部屋に移り、再入院してから4ヶ月が経った頃から徐々に今までとは違う問題が出てきました。Aさんが常に私が勤務しているかを、私に会うことができるかを確認するようになったのです。私が勤務している日であれば私自身が対応し、話をする時間などを決めることができるので多少落ち着くのですが、勤務していない日ではナースステーションに私が居るかを一日に何十回も聞きに来るというのです。これには、私だけではなく、一緒に働いているスタッフもほとほと困り果ててしまっていました。内服や、食事、睡眠については大きな問題はなく、作業療法や病棟内レクリエーションにも参加はされていました。ただ1つだけ、1日に何十回も担当看護師である私が勤務しているかを確認しに来るのです。

　確認する理由は「話をしたいことがある」「困っていることがあって」という時もあれば、「なんとなく来てくれてたらいいなと思って」という時もありました。しかし、具体的に話をしようとすると本人は「何だったっけ？」と言葉にできない状態なのです。そう言った日々が続き、周囲のスタッフは何度伝えても確認されることに疲れ果て始めていました。私自身はどうすればいいのかと困ってはいましたが、不思議なことに疲れるとか嫌になるということをあまり感じなかったのを覚えています。ただ、好きだった将棋を中断してでも私の所在や勤務を確認するという行動を取らずにはいられないAさんの状況が、確認することに全てを支配されているように思え、そしてそれに対して支援がうまくいかないことに自分の未熟さと、それまでいかに慢心していたのかを実感しました。

　どうにかして、この状況を打開したいと思い主治医のB先生を含めて病棟でのカンファレンスに議題として出してみましたが、どうしても今のAさんの状況を解決できるような妙案は出てきません。それからはい

ろいろな方法を使って模索しました。大学時代の恩師に連絡をとり、現在困っている事例を伝えて、何か良い方法はないかと相談をしたり、精神科領域での論文を何本も読んだりしました。恩師からのアドバイスや論文での介入方法を試してみてもなかなかうまくいかない日々が続きました。彼が入院してから４ヶ月以上経った頃でした。私も少しずつ毎回のやりとりに疲れ始め、Ａさんに対して少しずつ「関わりたくないなぁ」というネガティブな感情を抱き始めていました。そんなある日、いつも通り私を探しに来たＡさんと時間をとって話をしている最中にあることに気づきました。それは、私がＡさんと廊下に備え付けてあるベンチで話をしている時でした。Ａさんは私と会話しながらも、時々他室から聞こえる声や廊下を歩く人、清掃業者の人などに目を向けるのですが、全ての人に目を向けるわけではないのです。私からすると老若男女問わず、何の統一性も無いような様子でしたが、どうも本人の中では目を向ける相手に意味があるように感じました。そこで、そのことについて聞くと、Ａさんにとって「敵のような気がする」と感じる人が時々いて、その人を目で追っているというのです。さらには、本当は直接その人に本当に敵なのかを確認しに行きたいけれど、そうなるとトラブルになるかも知れない、そうしたら担当看護師である私に迷惑をかけてしまうかもしれないと思って相談したくて私を探しにナースステーションへ来ていたと言うのです。ただ、そういった状況がある時は調子も良くはないようで、ナースステーションに来たときには「何を伝えたかったか」が言葉で表現できず、ただ私に相談すれば何とかなるんじゃないかと、私が来ているかをナースステーションで何度も聞きに来ていたということでした。

　私は、自分が本当に恥ずかしくなりました。Ａさんは「私に迷惑がかかる」と調子が良くないながらも自分の確認したい衝動を抑えて私のことを気遣ってくれていたこと、「私」に相談すれば何とかなるんじゃないかと信頼してくれていたにもかかわらず、私はＡさんに関わることを避

けたいと感じ始めてしまっていたのです。

　それからはＡさんと２人で対処方法として「何か気になった」時はどういう気になり方で、どういう行動を選択していくかなどを一緒に考え、実行していきました。そうすることで、Ａさんが私の出勤を確認する行動は徐々に落ち着き、２度の長期外泊後に無事に退院されました。Ａさんの退院日に私がＡさんの部屋に行くと「今日退院です。本当にありがとうございました。」と私の目を見ながらそっと伝えてくれたのです。あれだけ、私のことを探していたＡさんは静かに私を自室で待っていてくれて、そう言ったのです。Ａさんが入院して８ヶ月が経っていました。

　このＡさんとの体験は、看護師としての私の奥底に根付く体験です。私が本当の意味で「看護師」になったのはこのＡさんとの出会いがあったからだと思っています。日々のルーチン業務を滞らないようにこなす事ができていた事で慢心していた自分が、本当に人間と向き合い、看護の魅力を実感した体験です。学生指導を担当すると私はこの経験を伝えずにはいられませんでした。看護の対象となる人がいて、その人たちとの関わりの中で「看護師」として育っていく感覚。それを実感できた自分の体験が、看護師と成り行く後進の方のほんの少しの力になればと思っています。

　今、私は病院を辞め大学院へ進学し、看護教員を目指しています。Ａさんに贈りたい言葉は未だ言えずにいますが、この場を借りて贈らせてもらいたいと思います。

　「あなたとの日々が私を看護師にしてくれたと思っています。私は今、新しい道に向かっています。私こそ大切な体験をさせてもらって本当にありがとう。」

この人ありて
－出会いの中の　一言ひとこと－

福山平成大学 看護学部看護学科 教授　才野原照子

　"この人ありて"と題して小文を書く機会をいただきました。"この人とは誰か""そのことは何か"ということを考えています。年を重ねたここまでには多くの人々との出会いがありました。助けたり助けられたり、支えられ、そして導かれました。多くの方々のお力添えがあってここまできたということをあらためて思います。

　年配者からは教えられることが多かったと感じます。団塊の世代と称された同年代の人たちは数が多く、同じ時代の空気を吸いながらも切磋琢磨し、共に年を重ねました。その時々にかけていただいた一言が、迷いから抜け出すきっかけになったこともありますし、"道しるべ"になったと感じるものもあります。私にとって"この人"とは特別な誰かの何かというよりも、出会いの中でかけていただいた一言ひとことのことではないかと思われます。

　力をもらい、元気をもらいながら過ぎたその出会いに感謝しつつ、以下、印象深いものをいくつか紹介してみます。

1．A氏の一言

　看護師として病院勤務をしていた私は40歳代後半に病院看護部組織の長の役職につきました。就任1年目、右も左もわからない状態で全国会議に臨みます。そこには同期の新人が5人いて同じ様に新人をやっていました。その折、私たち5人を前に最長老の部長（A氏）がかけてくださった、訓示のような歓迎のような言葉をよく覚えています。要約するとおおよそ次のようになります。

　"管理という仕事を料理にたとえてみましょう。お鍋は火にかけてそのままにしていると焦げついてしまいますでしょ。焦げつかさないためには、ゆすったりかきまぜたりしなきゃならないですね。私は長年この仕事をしてきたけれど、その大方半分はこのようなことだったと思うのね。ゆすったりまぜたり、組織にはこのようなことがとても大事・・"

　わかりやすい例えであったので、よく理解できたし深く納得もしました。役職を果たすための自分の在り方を模索していた私はこの言葉から大きなヒントを得ます。組織の活性化についての責務を思う時がその後たびたびあり、そのような時には必ず頭をよぎる忘れられない一言となっています。

　看護管理（特にトップマネジメント）については今のような認定制度はなく、看護職の生涯教育体制も看護管理のテキストも、今ほどには整備できていなかった頃のことです。経験から産み出された仕事への向き合い方や考え方などを、古参の人たちは惜しげもなく伝え教えてくださいました。そのような機会に恵まれ、教えられ導かれて今があることが思われ、感謝するばかりです。

２．Ｂ氏の一言

　上記同じ会議メンバーであるＢ氏からも、私たち新人５人は折に触れ声をかけていただきました。その一つに次のような言葉があります。

　"あなたがいてもいなくても、組織は動きます。あなたがいない時でも、いる時と同じようであるように普段からそのように手配しておくことが大事です。組織の内のことはナンバー２の人が全部するでしょう。また、できます。あなたがするよりも上手にするかもしれません。内のことはそうしておいて、あなたは外にでたほうがいい。組織の顔として外で行動する。今いるこの会議の位置付けや役割は重要ですよ。全国のメンバーが同じテーブルについて、助けたり助けられたりしながら、広

く全体のことをやっていくのです。このような関わりを大切にとらえて
ください。"

　管理のシステム思考ですとかネットワークによる連携ですとか、その
ような管理の手法がまだ一般的ではなかった頃のことです。権限の移譲
の仕方や目標管理の方法、対外折衝のこと、その他仕事の仕方もろもろ
について、事あるごとに助言をいただきました。自分の仕事スタイルが
できあがっていく過程において、大変貴重な示唆をいただいたと受け止
めています。

3．C氏の一言

　C氏も上記同じ会議のメンバーであり、印象深い先輩の一人です。彼
女からは管理の中の教育ということを考えなおす機会が与えられたと感
じています。

　彼女は "管理のそのほとんどは教育である" との信念が強く、それを
主張し、またそのような方針で行動していました。教育現場での経験が
長かったこともあり、臨床施設内の現任教育においても学校教育並みの
手法をもって熱心に取り組む人でした。そのように交渉し、予算をと
り、そのように計画し実践していました。

　その頃の私はまだ若かったので、実践現場の管理においては、質の担
保こそが優先されるべきものではないかと考えていました。生涯学習的
なところは個人にゆだねられるものとの思いが強く、教育が全てという
考え方に最初は違和感がありました。しかし、組織の継続のこととか技
術の継承のことなどが目前の切実な課題になってくると、後に続く人た
ちの人材育成（人材確保）がどれだけ大事なことであるかを、深く認識
するようになります。

　D. A. Gillies[1] は看護管理をシステム論で説明しています。そのアウ
トプットには次の3つ「看護ケア」「職員研修」「研究」が並んで書かれ

ています。このことに最初であった時には「看護ケア」だけでいいのではないかと単純に思った私が、３つでなければならないということを現実的に考えるようになっていきます。「職員研修」への考え方が大きく変わったこの出来事も貴重な教訓となっています。

４．D氏の一言

　教育ということでは、学生時代の恩師の言葉も記憶に残る一言です。それは翻訳本[2]の訳者あとがきに、翻訳の意図として、先達の心構えのようなものとして書かれていたものです。そこには「17世紀イギリスの哲学者Ｊ．ロック」の言葉がそのまま引用されていました。一部抜粋してみます。

　"・・諸学問を増進しようとするこれらの人々・・・・後世の人々の称賛を博するような永続的な記念碑を残す・・・・。誰もが・・・・のような人になろうと望んではいけません。・・・・偉大な・・・・そうしたスケールの人物を他に何人か産み出す時代にあっては、地面を少しばかり清掃し、真の知に至る道程を遮っているがらくたをいくらかでも取り除くことに、下働きとして専念することができれば、それだけで十分に大望というものです・・・・"

　学問に取り組む人たちに対して、"がらくたをいくらかでも取り除く"ということと"下働きとして専念する"ということ、"それだけで十分に大望"ということが、ロックの言葉を借りて述べてありました。この言葉の重みがひしひしと感じられるようになったとも書いてありました。翻訳の意図には、学ぶことを自分にしょいこむという決意をした普通の人々、後に続くそういう人たちにむきあう姿勢が示されていたと私は受けとめました。また、そのようにむきあってもらっていたのではないかということも思い、感慨深いものがあります。

　以上、4人の方々との出会いと言葉を紹介しました。これに限らずおりに触れかけてもらった言葉はたくさんあります。若い頃には"骨を残しなさい""書きとめなさい　書き残しなさい"と上司からよく言われました。"ひとつ上の階層から考えなさい（システム論）"とも。"しても苦しい、しなくても苦しい""ひとつだけかたづける"とがんばる後輩がいました。"うらまれないようにしなさい（大幅な人事）"とも、"攻撃は防御"とも、"停滞は後退"とかも、皆いろいろ言ってくれました。"大きいものは壊しておいた　あとは内・・""仲良くやっていきなさい"などもあります。

　記憶を辿りたどりここまできました。多くの出会いと会話が思いおこされます。同じ空気を吸い、共に時を過ごし、貴重な言葉をたくさん頂戴しながら年を重ねました。宝物がひとつまた一つとたまっていくような、そのような時間ではなかったかと思います。

参考文献

1）D. A. Gillies著，矢野正子監修：看護管理　システムアプローチ，HBJ出版局，p3，1986.

2）アダムスミス著，佐々木健訳：哲学・技術・想像力　哲学論文集，勁草書房，p299，1994.

看護実践の基盤となった看護論との出会い

園田学園女子大学 人間健康学部人間看護学科 教授　実藤　基子

はじめに

　看護学生時代より今日に至るまで、臨床現場や教育機関など様々な場面において、「看護とは何か」、「看護師の独自性とはどのようなことか」、と考える機会がありました。そのなかで、私の看護観に大きな影響を与えた人物がいます。それは、新人看護師時代に出会ったオーランド女史であり、彼女が執筆した看護論です。この看護論との出会いによって、私の看護に対する考え方や看護実践への視野が拡大したと言えます。本稿では、この看護論との出会いが、私の看護観や看護実践にどのような影響を与えたのかを述べていきたいと思います。

1．看護師と患者との関係性について

　私は看護学生時代、教育機関の教員や臨地実習先の看護師たちから、「患者さんの事を第一に考えて行動しましょう。」あるいは、ナイチンゲールの『看護覚え書』を引用し、「よい看護師は、患者に向かって、どう感じているか、どうしてほしいのかといった質問など、めったにしない。」等、教授されてきました。そのため、看護師が患者のために尽くすことについて何の疑問ももたず、看護師として当たり前であると信じて行動していました。そのため、たとえ患者の言動で不愉快なことがあったとしても、それを患者に気づかれないように受け容れて振る舞うことが、看護師の役割であると考えていました。ところが新人看護師時代、看護師と患者との関係性において、果たしてそれでよいのかと疑問に思

える出来事に遭遇したのでした。

　患者Ａさん50歳代男性は、慢性呼吸器疾患で入退院を繰り返していました。Ａさんは入院する度に、看護師たちに暴言を吐き、看護援助を拒み続けるため、看護師たちは困り果てていました。私はＡさんの直接的な担当ではありませんでしたが、Ａさんが大声で担当看護師を罵倒し、自分の側に援助に訪れた看護師を近寄らせないという光景を目の当たりにしていました。新人看護師の私は、このことに対して驚きと戸惑いを覚え、Ａさんと関わることに恐怖さえ抱いていました。私は先輩看護師らにＡさんの振る舞いについて、「このままでよいのですか」、「患者さんだからと言って、看護師の人格を傷つける言動が許されるでしょうか」、「援助への拒否が続いたら、Ａさんへの十分な看護ができませんよね。」というような意見を出しましたが、先輩看護師らからは、「患者さんは体調がよくないのだから仕方がない」という意味合いの返事しか返ってきませんでした。また、この状況について沈黙している看護師長に対して、自分の部下が罵倒されているのにどうして黙っているのだろうか、という不信感をもち、看護師と患者の関わり方というものに対して疑問を募らせていました。その時期に出会ったのが、オーランド女史の『看護の探求』という看護論でした。

２．オーランド看護論について

１）看護の三要素とは

　オーランドによると、看護は、「患者の言動」、「看護師の反応」、「看護師の活動（患者の利益になるよう企画された活動）」という三要素から成り立っており、これらの要素がお互いに絡み合っている関係が、看護の課程であると述べています。

「患者の言動」とは、患者と看護師の接触において、看護師が観察した患者の言動を意味し、非言語的と言語的に表現されるものがあります。

「看護師の反応」は看護師が＜患者の行動を知覚する＞、＜知覚によって
起こる思考＞、＜知覚や思考によって起こる感情＞という三面で構成さ
れます。ここで注意すべきは、看護師が知覚し、思考し、感じるものに
は看護師の個性が反映しているという点です。たとえば、無表情な患者
を見たとき、ある看護師は衰弱していると思い、別の看護師は無愛想だ
と感じるというように。オーランド女史は、人間誰も自分が知覚したも
のを感情と引き離すことは非常に難しいことを認めています。また、看
護師の知覚や思考は、患者の立場から言えば、全然間違っているか、正
しいとしても完璧といったものではないことが多いと述べています。
「看護師の活動」とは看護師によって実際になされるあらゆる看護活動
を示しています。そして、看護活動には、「熟考した上でなされる活動
（患者のニードを満たすもの）」と「機械的活動（患者のニード以外の理
由によりなされるもの）」の二つのタイプがあると区別しています。

２）看護師の反応とは

　これら三要素のなかで、私が特に注目したのは「看護師の反応」とい
う要素です。『看護の探求』の中では、私が今まさに直面していた問題と
似通った場面が、≪看護師に命令する患者と看護師の怒り≫という例題
で描かれていました。
例題：入院患者であるクレイン夫人の行動が目にあまるものであり、看
護師たちは彼女に好感をもっていませんでした。そのせいで、看護師た
ちがクレイン夫人を訪室する頻度が少なくなっていました。看護師の一
人は同僚に「私たちが言いなりになっていれば機嫌がいい人なのよね。
我慢がならないわ。」と話していました。クレイン夫人は麻痺のため、看
護師たちに排泄の世話をしてもらっていました。看護師がクレイン夫人
の部屋に入っていくと早速、「この便器を外して」と言われました。看
護師はその命令的な口調に気分を害しながらも、「はい」と返答し、ト
イレットペーパーをもって、対応したところ、クレイン夫人から「よく

拭いてよ。湿っているのよ、よく湿りをとって」と言われました。看護師は、クレイン夫人がしゃべるごとに怒りは高じてきて－こんなにしつこく言われなくても、これくらいのことは完全にやれるのに－と思って腹が立ってきました。そしてついに、患者に向かって次のように言ったのでした。「あなたがどうしなさい、こうしなさいと、しゃべればしゃべるほど、私は腹が立ってきます。私が何も知らないとでも思っているのですか。だからそんなにひっきりなしに、命令するのですね。」

　看護師の発言の後、クレイン夫人から看護師へ"今まで誰にも言わず隠していたこと"として、以前の入院で排泄後に十分に拭いてくれなかったせいで、尿が背中まで流れてしまい褥瘡ができて苦しんだという経験が語られます。そして、その話しを聞いた看護師と和解し、この情報は看護師間で共有され、その後、クレイン夫人が別人のようになったということが記述されています。

　前述したように、患者の言動で意見の違いや不愉快なことがあっても、それを患者に気づかれないように受け容れ、振る舞うことが看護師の役割であると考えてきた（＝教育を受けてきた）私には、とても衝撃的な文章でした。ここでは、看護師が患者に対して「私は腹が立っている」、「私が何も知らないと思って命令するのですね」と言っていますが、オーランド女史はこの例を通して次のように述べています。このケースは、はじめのうち看護師が怒りを抑えつけたまま原因の追及をしなかったので、看護師の怒りも患者の不安もますます高じてきましたが、その後、看護師が自分の怒りを質問の形で患者へ伝えたことが幸いとなって、患者はその理由を看護師へ説明することができたのであると、この看護師の言動を肯定しています。

3．オーランド女史の看護論から考える
患者と看護師の関係性について

　これを、私が体験したＡさんの振る舞いやクレイン夫人の例に当ては
めると、次のように考えることができます。いずれも看護師が困惑し、
患者を避けるようになっていますが、Ａさんの場合、看護師は誰も自分
たちの率直な気持ちをＡさんに伝えることをしませんでした。その結果
として、Ａさんの場合にはＡさんの真の苦痛や求めているニードを達成
させるための看護ケアは実現しませんでした。しかし、クレイン夫人の
例の場合、看護師の一人がクレイン夫人へ自分の気持ちを質問の形で伝
えました。それによってクレイン夫人の例では、「看護師の反応」で示さ
れたように、一人の看護師がクレイン夫人の行動を知覚し、それを思考
し、そこから起こる感情を捉えて行動したことにより、患者の利益とな
る活動に結びついたと言えます。

　オーランド女史は看護師の反応において、看護師も普通の人間同様、
望ましくない感情におぼれることもあると言っています。そのうえで、
看護師は患者に対してできるだけ、怒りや好ましくない感情や報復的な
反応をもたないよう努力することや、ある患者に対して、どんなに好ま
しくない気持ちをもっていても、看護師としてその患者の世話を回避す
ることは許されないと教示しています。

　Ａさんと看護師の関わりにおいて、看護師は自分の感情を抑えること
はできているものの、Ａさんの暴言の原因を確認しなかったので、看護
師としての十分な活動ができなかったと考えられます。

おわりに

　私はオーランド女史の看護論「看護の探求」と出会い、患者の訴えを看
護師がどのように知覚し、思考し、看護実践としてつないでいくのか、

著書の中に描かれている様々な事例を通して学ぶことができました。もし、この看護論と出会ってからの私がAさんの看護をするのであったなら、間違いなく、Aさんへ「看護師に対して何故怒鳴るのかを聞かせて下さい」、「この状況では私たち看護師もよい気分ではないし、Aさんが望む十分な援助を提供することが難しいと思います」と、よりよい看護活動を実践するために話し合うことができたと考えます。

引用・参考文献

I. J. オーランド/稲田八重子訳（2000），看護の探求，東京，メヂカルフレンド社.

フローレンス・ナイチンゲール/湯浅ます他訳（2016），看護覚え書，東京，現代社.

看護専門職としての「徳」を備えた臨床看護師
－看護学生が理想とした人－

新見公立大学 健康科学部看護学科 准教授　塩見　和子

　日常生活において他者から親切にしていただいたとき、「○○さんは徳のある人だな」と思うことがあるのではないでしょうか。「徳」には、精神的、道徳的にすぐれた品性・人格、身に備わっている能力という意味があり、一般に、善い行いをする人に対して使われています。では、看護師の場合、どのような人に徳があるのでしょうか。

　看護学生と一緒に病院実習に行きますと、入院患者さんから「今日は、○○看護師さんがいてくれるからよかった」という声を聞きますが、この言葉には、優しく対応してくれることのほかに、どのようなことが含まれているのでしょう。多忙な業務の中にあっても、笑顔で親切に対応する看護師はとてもすばらしいと思いますし、当然、患者や同僚からの印象もよいでしょう。しかし、患者にとってみれば、看護師の人柄が善ければ、それでいいというわけではないでしょう。つい、病院の看護師が多忙であることを述べてしまいましたが、病院の一職員としての看護師の仕事は、実に多忙なのです。医療職に関わっていらっしゃらない方にもご理解いただくために、ここで、もう少し看護師の業務について触れてみたいと思います。

看護師の仕事

　病院の看護師は、患者の療養生活の支援を行っていますが、そのほかにも、入院患者に関することや、急変が予測される患者やご家族への対応、退院後の治療や生活などについて話し合うことが必要ですし、多職種が参加するカンファレンスへの出席などがあります。これらは病棟単

位で行われることがほとんどです。このこと以外にも、病院内で担っている委員会への出席や研修会の企画運営、看護の質を高めるための看護研究、病院の経営に関する数々の会議など、勤務部署外での役割を担っています。内容によっては、自分の勤務時間外の企画もありますので、業務終了後であっても出席を求められることがあります。大勢の出席が必要な場合には、全員が出勤日に参加することが不可能になります。また、たとえ勤務時間内での研修や会議などへの出席が可能であっても、それはそれで、同僚への負担が増えるのではないかと危惧します。そのほかの業務も多々ありますので、やはり、病院に勤務している看護師は、多忙を極めていると言えるでしょう。私の経験からですが、「忙」の漢字が心を亡くすことを表しているように、常に時刻を気にして、勤務時間内に行うべきことを黙々とこなしていくことで精一杯になってしまう日もあるのです。

　夜勤の場合には、私生活の調整と健康管理に、より気を配らなければなりません。このことは看護師に限ったことではありませんが、スタッフが少ない時間帯であっても、周囲で起きている状況に気づき、瞬時の判断によって対処することや、患者の満足が得られるケアを提供するために大切なことです。

　日勤業務では、患者のケアを中心に週単位で計画されることが多いでしょう。一日の業務は、午前と午後に大別され、その時間帯の中で、予定された業務計画に基づき、臨機応変に取り組んでいきます。予定したケアであっても、患者にとっての最善のタイミングかどうかについて、症状やその時の状況をふまえて考えることが大切ですし、一方では、一人ひとりの看護師の業務負担への配慮が必要になります。その日のケア計画通りに、ゆとりをもってケアを行うことができればよいのですが、急に業務量が増えることもあります。その場合には、足早に病室に駆けつけ、息を切らして対応しなければならないことも生じます。個々の看護師が、いかに同僚への気遣いやサポートをしつつ業務をこなしていて

も、患者の急変や緊急入院、検査や処置などへの対応が求められる日は、どうしても時間に追われて慌ただしい状況になってしまいます。

実習生の心に響いた看護師

　このような状況で最も重要なことは、ケアをする看護師とケアを受ける患者との両者が満足できることではないでしょうか。時間に追われて行動しなければならない状況に置かれていても、病室で患者にかける言葉を選択し、丁寧に対応される看護師の姿を見ます。患者に向き合い、その時にできる精一杯のことを行って、ベッドから離れていかれるのです。入院中の患者さんは、体力だけでなく、気力も低下していることが多いでしょうから、このような看護師の存在はとても大きいと言えるでしょう。

　それは、患者だけでなく看護学を学んでいる実習生の心にも響いています。学生は看護師がケアを行っている姿やふるまいを見て、患者の療養生活を支援する看護師のありようを学んでいるのです。

　学生は臨地の学習で、実習病棟の看護師から受け持ち患者の看護について指導を受けます。その患者が置かれている状況について説明を受け、病状などをふまえたケアの工夫について教えてもらいます。納得できた学生は、その看護師の患者理解の深さに圧倒されます。ところが、それ以上に学生が感動する場面は、入院患者の病室にあると言えるでしょう。学生は看護師が行っているケアや患者とのコミュニケーションを見て、自身が想定していた以上の実践に驚き、自分に足りていないことに気づく経験をするからです。そして何よりも、手際よく行われているケアの技術に目を見張るばかりです。学生は、流れるように進めていかれるケアのプロセスにおいて、看護師の患者への温かいまなざしや、丁寧にやさしく患者の体に触れていく看護師の温かい手に感動しているのです。意思疎通が困難な患者には、患者が感じていることを想像して

声をかけながらケアを進めていかれますので、看護師の患者を大切に思う気持ちが伝わってくるからでしょう。実習の最終日には、病棟を離れる際に、その看護師の前で学生が感極まって涙を流すこともあります。その涙には、患者への温かい看護を見て心を打たれた看護師への信頼と、ケアを受けている患者の和らいだ表情や反応から、心地よさと安楽を提供されたケア技術のすばらしさへの感動があったのでしょう。苦痛を伴う処置においては、患者が安心される言葉をかけ、最小限の痛みで終えた極められた看護の技術力に感動し、そこに、理想とする看護師の姿を見たのです。後に学生が、「あれは看護師の手だった」と言うのです。私は、この言葉に臨床で学ぶことのすばらしさを実感し、胸がいっぱいになりました。

　このケースから、学生が感動した看護師とはどのような人であるといえるのか、考えてみたいと思います。

看護師としての「徳」がある人

　学生が影響を受けたその看護師には、人としての温かさや、弱い立場にある患者への尊厳をもち、それとともに看護専門職としての実践力があると言えるでしょう。このことを、看護専門職としての「徳」を備えている看護師というのではないでしょうか。私は倫理学の専門家ではありませんし、ほんの少し学びの機会を得たにすぎません。古代ギリシャに、アレテー（ἀρετή）という語があります。アレテーは、魂にそなわる優れた性質や徳を示しています。ギリシャ語のアレテーは、あるものの本来の機能の働きをよくするもので、優秀性あるいは卓越性を意味しています。つまり、あるものがその本質において優れているということです。たとえば、盲導犬のアレテーは、目の見えない人や見えにくい人が外出する際に、安全に快適に目的地へ誘導できること、医療で使うメスのアレテーは切れ味がよいこととなるでしょう。人間のアレテーは、魂

を磨いて善く生きることが大切だということになるでしょう。看護師の場合は看護の専門職ですから、看護師としての卓越性がある人に徳があると言えるでしょう。

　アリストテレス（紀元前384〜前322）はアレテーを学習によって習得できる「知性的徳」、習慣化された善行の実践によって体得できる「習性的徳」としています。知性的徳には、知恵・思慮・技術を含みます。習性的徳とは人柄のことを意味します。知性的徳を持つ人は賢い人のことですが、賢いから人柄が善いとは限らないでしょう。ですから、人柄の善さとしての習性的徳も求められるのでしょう。アリストテレスは、人柄がすぐれている人は善を習慣化している人としています。必要な時に、常に善を実践できる人のことです。そして、その場において最善の行為を判断するためには、知性的徳の一つである「思慮（フロネシス）」が必要であるとしています。知恵は客観的事柄を判断するために必要な理論知ですが、思慮は何をすべきかを判断する実践知を指しています。このようなことから、看護師に求められるものは知識だけでなく、卓越した看護の実践力を身につけていなければならないでしょう。

　それでは、先に述べた病院実習で学生が出会った看護師には、どのような「徳」があると言えるのでしょうか。以下に挙げてみたいと思います。

○患者を大切にする心をもち、同僚への気遣いや配慮ができる、他者への【尊厳の徳】。
○看護に必要な知識をもち、患者の心情を尊重し、行うべき看護について判断ができる【思慮（フロネシス）の徳】。
○患者が置かれている個別の状況に合わせて、安全で安楽な看護が提供できる【卓越したケア技術の徳】。
○最善を考えて行動してきた看護師経験の積み重ねにより、その場の状況で最適なふるまいができる【誠実の徳】。

○自己の感情のコントロールができ、多忙な職場環境においても患者
　のことを優先した行動がとれる【自制心の徳】。

　学生が臨地実習で影響を受けた看護師には、これらの看護師としての
諸徳があると言えるのではないでしょうか。
　このような看護師に出会えた学生は、将来、看護師として必要な知性
的徳を備え、しかるべきときに、常に善を実践できる看護師となるで
しょう。

　平素より看護学実習のご支援をいただいている実習施設のみなさま
に、深い敬意とともに心から感謝いたします。

この人ありて
－「私」に残した両親の信念と言霊－

福山平成大学助産学専攻科/ 看護学部看護学科 准教授　曽根　清美

1. "親と子" のはじまり

　人が生まれてくる確率は、いったいどのくらいなのでしょうか。1億～3億分の1の確率で受精し、さらにその受精卵は20～40％しか着床することができません。その後も流早産などのリスクがあり、人が生まれてくる確率はまさに宇宙規模のスケール分の1といわざるを得ません。クローン細胞でない限り、たとえ同じ遺伝子をもつ一卵性双生児であってもそれぞれの個性を持っています。生命誕生はこの地球上のすべての生物について唯一無二のものであるといえます。日野原は、「人間は、ただ一度きりの人生という意味の大きな枠組みと、その時世を生きるための体を、両親からもらった遺伝子によって決められて生まれてくる。」[1]と遺伝子がもつ意味について説いています。私たちは「父親似」などと当り前に話したりしますが、実際には、人間がもっている遺伝子の九十パーセントはそのスイッチがずっと「オフ」のままの状態だとも言われています。そのくらい私たち人間には未知の部分が多いということに納得できた時、人はそれぞれに違うという気づきを得ることができます。

　先祖代々、長い歴史の上に積み重ねられてきた生命の継承。私は両親の遺伝子を受け継ぎ、今この世に存在しています。そして私の内面は、その遺伝子が礎となり、日々の生活の中で交わした会話の数々や生活体験という両親からのメッセージを受けて成熟してきたのだと思います。いのちを授かり、生きる道標を与えてくれた両親の生き方と生きてきた軌跡を、今ここに感謝と共に熟考を重ねたいと思います。

２．親のもつ力

　子どもは親を選ぶことができません。同様に親も子どもを選ぶことはできません。決められた環境の中で、親は子どもを愛おしく思い、優しくそして時には厳しく、かけがえのない存在として育んでいきます。しかし子どもは、その愛情を正確に受け取ることができない場合が間間あります。それどころか親子の位置関係は永遠に変わらないことから、大人になった時ですら、親の真の想いに気づけない場合もあります。『親の心子知らず』といわれますが、両親を亡くした今、私はしみじみそう思うのです。

　土居は『甘え』について、「相手が自分に一番近い身内　殊に親の場合は、ふつうあまり自覚されないが、これは両者が密着していて、どんなに裏切っても許されるという甘えがあるからであると思われる。「死んで知る親の恩」というように、一般的にいえば、日本人は裏切りが関係の断絶に導きやすい義理的な関係の中で最も頻繁に罪悪感を経験する。」²⁾と、日本人の特徴を説明しています。遺伝子を一にする親子だからこそ余計に、相手の心の内を推し量ることが難しいのです。私はまさにこの甘えから、“手遅れな親孝行”に罪悪感を拭いきれず後悔した人間の一人です。

　私の父は、幼い時に母親が急逝したため、進学を諦めて家業を継ぐことになったと聞き知りました。幼くして母親を亡くした悲しみと進学を諦めざるを得なかった失望を思うと、父の落胆は如何ほどであったろうかと推察します。しかし、その父からは一度も愚痴や不平不満を聞いたことがありません。それどころか休みなしに働いており、本業以外でご近所のちょっとした頼み事にも、早朝や夜に出向いては対処していました。こんな調子ですから子どもと一緒に遊ぶ事などできるはずもありません。私は一度だけ、「どうして遊んでくれないのか。」と不満を口にした事がありました。棟梁であった父は、「待っている人には家がない。一

日も早く家を建てることが一番大事。」と私にそう説明したのです。幼かった私でもその意味は十分に理解できました。

「自分がしていることの向こう側に人がいる。常にその人の想いに自分の心を注いでいなければ、いい仕事はできない。自分の足元だけを見ているようでは、人の為にはなり得ない」という職人魂−父の深い思いやりと強い信念を、ダイナミックかつ緻密な仕事をしているその背中から感じ取れた一場面でした。

そして母。生まれた時から病弱で余命不明と言われ、「一日でも長く育ってほしい」という親の願いを込めて付けられた名前は『育子』。紆余曲折しながらも無事成長し、大家族の嫁となった母もまた、休む暇なく働いていました。日常の家事の上に田畑もあり、朝夕のパート勤務は片道20分かけての自転車通勤。真夏も真冬も、大雨でも強風でも豪雪の日でも、毎日毎日です。話好きの母は、ちょっとした会話の中で自分の想いを口にしていました。「大切な人を守るためには、その思いを口にすることが何より大切。気持ちを強くもって、何ごとも "辛い" と思わない。」と笑いながら話す母に、"こんなに働いているのに大変じゃないんだ" と、子どもながらに驚いたのを覚えています。"辛さ" を "辛い" と言わないようにしていた諸々のことが分かったのは、それから随分と年月が経ってからのことでした。

母は晩年になり、これまでできなかった趣味に勤しむようになりました。書道、華道、編み物、絵手紙など様々な作品を残しています。多くの入賞作品もありますが、中でも絵手紙は目にした人の心に響くものでした。私は、母が描いた絵手紙の多くの言葉にその言霊を感じています。

ところで、言霊とは「古代、ことばにやどると信じられた霊力」のことを言いますが、発せられたことばの内容どおりの状態を実現する力があると信じられています。母の絵手紙の言葉は、"言霊" という文言が恰好の表現であると思えるくらい心に響いてきます。中でも私の心を支え

てくれている３点の絵手紙を紹介します。

　１点目は、凛とした、しかしどことなく優しく柔かい朱赤の花に、『今日と云う日をがんばろう　元気色でがんばろう　有りがとうでがんばろう』と描かれた絵手紙です。墨を使って少し掠れるようにすらすらと書かれた文字には、母の優しさと、"辛い"と言わない母の強さが見え隠れしています。落ち込んだ気持ちを卑下するでもなく、自分の色で、感謝の気持ちをもってやってごらん。というメッセージとして私の胸に届いた逸品です。２点目は、『人生　笑顔半分涙半分』。これは、祖母から母へ、そして私へと語り継がれた言葉です。"つらく悲しい涙が長く長く続いていると思っていても、きっと長い人生を考えれば半分以上にはならないよ。"という意味合いでしょうか。祖母が好きだったバナナの絵と共に描かれていました。そして３点目は、濃淡のあるレモン色の花と真っ直ぐ上に伸びた勢いのある葉で描かれたスイセンに、『笑いながらゆっくり立ち上がろう』の文字。この短い言葉の中には、人間の弱さと強さが交錯し、笑顔が辛い今を払拭するでもなく後押しするでもないけれど、これからに向けて立ち上がろうとする内面の強さがひしひしと伝わってきます。母はこの時どんな想いでこの絵手紙を描き上げたのだろうかと、思い馳せる私の胸が熱くなった作品です。

　ここに紹介した言葉は、思い描く状況や読み手によって受け取り方は様々だと思います。しかし、その言葉自体に、生きる力があるように私は感じるのです。母からのメッセージが私の生きるエネルギーとなる『言霊』といえる所以です。

３．贈る言葉　　『私は"生きる"』

　これまで親からのメッセージ性について述べてきましたが、生きていく力のほとんどは社会の中で学んでいくと言っても過言ではありません。良好な人間関係の構築は、社会適応の重要な要因のひとつです。そ

の社会の中心となる家庭そして家族は人間関係の基盤であり、ひとの心を育て、生きていく力を培っていくうえで重要な場であることに疑いの余地はありません。しかし今の社会は便利なシステムに満ち溢れており、衣食住のみならず遠隔操作で通電できたり安否確認ができたりします。打ち合わせていずとも、待ち合わせ場所で会えないような状況は起こりません。どれもこれも情報化社会がもたらした恩恵です。しかしこの便利な社会において心配なことは、ひとの想像する能力の衰退です。知る力が弱化した時、他人はどこまでも自分とは関係のない存在にしか見えなくなってしまいます。想像力や慮る力の衰えは利己主義そのものであり、これからの社会にとって最大の危機となるかも知れないと案じています。

　見えないものをみる力は深い洞察力によってなされます。人が人を見るとき、相手の求めていることをできるだけ正しく感じ取る思慮深さや求めてくる心を受け止める寛容さは、まさに親の無償の愛に匹敵するものと思います。これらを自らの中に培っていくことができたら、これからの人生はきっと豊かなものになるに違いありません。

　平均寿命まで生き抜いた私の両親は、戦争を体験し、経済の高度成長期を経て、父は平成の終わりに、そして母は令和の始まりに、それぞれ八十余年の人生を終えました。いつも損得を考えずに自分の事より人の事を優先して行動し、でこぼこした部分のある人間味溢れる両親でした。「人間が一生を終えたときに、他の人のためにどれだけの時間を使ったかが、天国行きか地獄行きかを決める材料になる」[3]という日野原の言葉を受けて考えてみるに、きっと両親は多くの善行を積んだ実績をもって、天国にいるのだと思います。

　人は、失敗の体験からも、また悲しい体験からも、たくさんのことを学ぶことができます。私は今、"ただ一度きりの人生という意味の大きな枠組み"の中で、これから"生きる"ことについて想像力を駆使しながら改めて考えています。"一生懸命"だったり"無我夢中"だったり、

日本語にはその状況を如実に表す言葉がありますが、私にはまだ到達できていない領域のように感じています。両親から受継いだ "その時世を生きるための体" を最大限に活用して、"生きる" ことを立ち止まって考える時、その生き方のお手本は両親の生き方であり、残してくれた言霊は私の生きる力の源となると確信しています。今の「私」を思い見るにつけ、まさしく両親こそが私にとっての「この人ありて」といえます。

引用文献

1）日野原重明　十歳のきみへ－九十五歳のわたしから　冨山房インターナショナル　2007.　p118

2）土居健朗　「甘え」の構造　弘文堂　1979.　p50

3）前掲書1）p41

看護教育に導いてくれた人との出会い

広島県厚生連尾道看護専門学校 専任教員　高垣由美子

　私は看護師免許を取得し26年になります。そのうち16年間はさまざまな分野で看護師として勤務しました。私には、看護教育に導いてくれた恩師が2人います。

　1人目の恩師は、看護師として勤務する中で、教育委員や臨床指導者としての役割ができるよう導いてくれた病棟師長です。はじめは、大きな役割をもらったことの緊張感と私にできるのだろうかという不安と、人に教えるという責任感に押しつぶされそうになっていました。いったい何を教えていけばいいのだろうか、私がみんなに教えていくなんてあるのだろうかと悩んでいました。そのとき病棟師長に、「いつもの元気がないね、どうしたの」と声をかけられ、不安に思っていることを話しました。「焦らなくていいし、今のあなたの思いを伝えて行ったらいいのよ」と声をかけていただき、私の背中をそっと後押ししてくださいました。その言葉と同時に、人の話を聞くことの大切さを自らを通して実感させていただきました。話を聞いてもらうことで、自分の気持ちの整理ができ前向きに物事を考えることができる自分に気づかされたのです。そして、とても素敵な笑顔と全てを包み込む温かさを感じ癒されたことを思い出します。いつの間にか、その相談は看護教育だけにとどまらず自分がやりたいこと、人生相談にも広がっていました。このような出来事がありその後は、教育委員として後輩育成に携わる時には、話ができる時間を大切にしてきました。話す時間を持つ事で、お互いの考えを知ることができ、その人に合った教育の方法について考えていけたのだと思います。難しいこともありましたが、とてもやりがいのある充実した毎日でした。この充実した毎日を過ごすことができたのは、私が何か人

に教えたからではなく、優しく私を見守り協力してくれる病棟師長や仲間がいてくれたからです。周囲の人たちが自然と自分たちのすべきことを考え教育委員としての私を助けてくれていたのです。このような多くの人たちに支えられ、教育委員としての役割を果たしていく事ができました。今振り返るとこの時に、教育は一方的に押し付けるのではなく、共に考え進んでいくことで周りの人からも私自身多くの学びを得ていたのだと思います。

　教育委員として、やりがいを見つけ取り組んでいたとき、病棟師長から来年度は学生指導をしてほしいと声をかけられました。以前の私なら不安で押しつぶされそうになっていたかもしれませんが、新しいことにチャレンジする楽しみを感じていました。しかし学生指導をしてみると、今までの看護師への教育とは違い何をするにも「今日は清拭を計画してたけど、準備はできてるの」「退院指導の計画はどうなってるの。内容はまとめてきたの」とこちらから声をかけないと動かず、イライラしている自分がいました。学生の出来ていない事ばかりに視点が集中し、学生に対する否定的な思いを抱えながら指導をしていました。そんな時「指導者さんに声がかけにくい」と小さい声で学生が話をしているのが聞こえてきました。この言葉が自分の行動を振り返るきっかけとなりました。このままじゃいけない、私には足りないものがあると考え、病棟師長に相談し実習指導者としての役割を考えるために実習指導者講習会に行かせてほしいと頼みました。すると講習会に参加できるよう調整していただき、２か月という長期にわたり看護教育における実習の意義や実習指導者として必要な知識や技術を学ぶことができました。この講習会で感情的な指導や押し付けの指導などがあったことを振り返ることができました。教育委員をしていた時に教育は押し付けではいけないと学んだはずなのに、いつの間にか学生のできていないところばかり見ていました。講習会が終盤になるに従い、指導者が学生のできたところを見ていくことで、ほめることに繋がりそこから学生のやる気を引き出すこと

ができることを改めて考えることができました。そして、指導者の考えではなく、学生の準備状態を確認し個々の学生のレディネスに合わせ指導していこうと学生を理解したいという感情が以前より強く実感することができました。看護師としての成長だけでなく、教える人としての成長ができたのは沢山のチャンスを与えて下さった病棟師長に出会った事と、多くの方々の支えがあったからこそだと考えます。私の成長を支えて下さった方々に感謝し、自分が学んだことを伝えていきたいと思います。

　２人目の恩師との出会いは、私が実習指導者講習会を終え学生指導をしていた時でした。学生たちは、大学の教員が来ると表情が和み、教員の言われることをうなづきながら聞いていました。その時、教員と学生の関係を見ながら漠然と教員になってみたいなと考えている自分がいました。実習指導者として４年間学生たちと関わり、その後は教育委員となり、学生に直接指導することもなく過ごしていました。４年間学生指導を行い、楽しくやりがいを感じ、直接指導できなくなったことに寂しさを抱いている自分に気づきました。そんな時、看護教員にならないかという勧めもあり、また学生たちと関われるとワクワクした気持ちで看護学校に勤務しました。しかし、慣れない目の前の課題に取り組み楽しさなど感じられない日々を過ごしました。翌年には教員養成講習会に参加し、そこで再び実習指導に来られていた大学の先生と出会うこととなりました。看護学校に勤務し、教員として自信のない日々を過ごしていた私に「頑張っているのね」という先生の一言で希望の光が見えたように感じました。先生との初めての出会いの時に感じた、学生と教員との関係性を思い出していました。先生の素敵な笑顔からでる"やさしさ""あたたかさ""いつでもむかえてくれる安心感"が私に注がれているようで、先生のもとで学びたいと思い大学院に行くことを決めました。

　大学院での学びは、看護についての私の視界を広げ講義や先行研究を読むことで何時でもどのような場所においても苦痛・苦悩を抱えている

対象に耳を傾け、苦しみを共有し受け入れてもらえているという安心感が与えられるよう看護を提供していくことやその人らしく生きていくための方向性を、一緒に考える時間を共有することが必要だということを考えることが出来ました。また、研究を進める中で多くの方と出会い、私の研究テーマである「がんサバイバーの原動力について」研究を進めることができ今後の支援についても考えることができました。今後は、その支援についてどう実践するべきなのか考えていきたいと思っています。このように、指導教員と研究に取り組んでいく事で、色々な考えに向き合い導かれていく多くのことを経験することができました。いつでも前に向かい考えていく事の大切さを教えて下さった恩師に感謝しております。

　２人の恩師とは今でも交流があり、自分の向う方向に迷いが生じたときに相談できる存在です。まだまだ看護人生は続いていきます、どんな分岐点があるか分かりませんが頼れる人がいるということは安心して自分の描いている路に進んでいけます。これからも前に向かい看護教員として頑張っていきたいと思います。

　今回自分の人生を振り返る機会を頂き、多くの方に出会い看護教育に邁進していく原動力を下さった皆様に感謝申し上げます。

私の背中を押してくれた三人の恩師

安田女子大学 看護学部看護学科 准教授　田村　美子

看護教育

　昭和から平成の時代を経て、2019年に新しい時代の令和を迎えました。昭和の時代は、戦争があり、戦後は著しい経済発展を遂げました。平成は経済成長の翳りがみえ始め、経済、効率性、合理性が求められるようになりました。それに伴い社会全体の寛容性が失われてきたように思います。ネット社会、AIの進歩により社会はどう変わり、人間はどこに向かおうとしているのか、私たちのこれからの生き方が問われています。

　私は36歳の時に看護専門学校に就職し、看護基礎教育の世界に入りました。当時、看護教育の現場では、海外の看護理論が紹介され、理論を活用したアセスメント力が求められていました。看護基礎教育では、看護過程や看護診断が重要視され教育されるようになっていました。

　臨地実習では、学生はカルテからの情報収集を重視し、ベッドサイドに行くよりカルテを中心に情報収集を行っている現状が多くみられていました。教員も学生も記録を書くことを最も重要視するようになっていました。紙面の上での看護問題の抽出やアセスメントが中心になり患者との関わりが希薄になる傾向がみられていました。そして、臨地実習では、記録が書けない、アセスメントが出来ないと指導者や病棟のスタッフから、「こんなに出来ない学生は実習に来てほしくない。学生に指導ができない。先生は何を教えているのか」と厳しく言われる毎日でした。

　新人教員の私は、なかなかベッドサイドに行くことができない学生に対して、臨地実習で学生にどのように“看護”を教えていけばよいか毎

日悩んでいました。

恩師との出会い

　看護専門学校では、３年生で「看護研究」の授業がありＮ先生が授業をされていました。当時、Ｎ先生は広島国際大学で教鞭をとっておられ、週に１度教えに来てくださっていました。「看護研究」の授業では、学生たちに研究の意義や看護の楽しさや看護者としての姿勢、看護について熱く語ってくださっていました。ある日、教務課長から「Ｎ先生と研究を一緒にしてみませんか」と声を掛けられました。私は願ってもないチャンスだと思い教務課に「よろしくお願いします」と即答で返事をしました。それから、Ｎ先生と今後の研究の進め方についていろいろな話をしました。

　私は、現在の看護教育の現状と日頃から疑問に考えていることや課題について、せきを切ったように次から次へとＮ先生に話をしました。Ｎ先生は、看護教育の在り方やケアリングについて語ってくださいました。その時初めてケアリングという概念を知り、私が求めていたのはこのことなのだと思いました。「ケアリング」は、人としてのあり方や生き方といわれています。ケアリングは個人的な関わりが大切です。

　ケアリングは、「気づかい」「関心」「傾聴」「付き添うこと」「触れること」「元気づけること」「支え」などの要素が含まれており、看護教育の中で重要なことであると話をしてくださいました。

　看護に何が足らないのだろう、学生に何を教えたらよいのかと自問自答していましたが、「ケアリング」という言葉が心にすとんと落ちたように感じました。そして「ケアリング」を教育に取り入れることが大切だと思うようになりました。

　平成15年にＮ先生と初めて国際ケアリング学会に参加しました。国際ケアリング学会では、アメリカ、オーストラリア、タイで開催された学

会に参加することができました。国際ケアリング学会に参加することにより、世界の看護の動向を知ることができ視野を広めることができました。また、海外の研究者と国際交流を深めることができました。国際学会での発表やメイヨークリニックに行くことができ貴重な経験をすることができました。

ケアリングと教育

　臨地実習では、「ケアリング」の理念を取り入れるようにしました。学生が出来ないことを指摘するのではなく、学生が出来たこと、学んだことを振り返るようにしました。学生と一緒にベッドサイドに行き、患者さんに必要なケアを一緒に考えるようにしました。そして、ケアの一つひとつの意味や患者さんの表情や言葉などをしっかりとらえるようにしていきました。臨地実習では、患者さんとの関わりの中で学んだこと、足浴や清拭などのケアを実施した後の患者さんの状況を、病棟師長さんに話をするようにしました。そして、学生の日々の成長している様子を話すようにしました。それまでの師長さんは、学生の教育にあまり関心を持っていらっしゃいませんでしたが、徐々に学生の成長を実感してくださるようになり、学生を応援してくださるようになりました。いつしか、師長さんや指導者さんとも看護を語り合えるようになりました。教育に必要なことは患者さんに関心をもつことや気づかう心が必要だと思います。看護教育も同様で、学生に関心をもち看護とは何かを伝えることが重要です。

　看護師に最も必要なことは、豊かな感性と高い倫理観をもつことであり、誠実な人間性が必要です。N先生から大学院でのケアリングの研究を勧められ、広島国際大学大学院看護学専攻修士課程に入学しました。大学院では、K先生の指導の元で「臨地実習におけるケアリング教育」の研究を進めていきました。K先生に初めてお会いした時は、トーベ・

ヤンソン原作の『ムーミン』に登場するキャラクターのミーのような風貌でいらっしゃいました。K先生は、看護の専門職の基本は「ケアリング」であり、ケアリングを人間の全体（ホリスティック）に捉え、その人らしさを尊厳することであると言われていました。そして、看護は実践の科学であり、実践知を言語化することが重要であることを教えていただきました。

　修士課程の研究で「臨地実習での教育のケアリング行動」を調査するために、K先生の紹介で東京の武蔵野赤十字病院へフィールドワークに行きました。武蔵野赤十字病院では、２人の先生の実習での学生指導の場面を観察させていただきました。

　修士課程を修了した後、３年後に福山平成大学に就職をしました。K先生は広島国際大学を定年退職された後、福山平成大学看護学研究科に大学院教授として着任されました。再び、K先生と一緒に２年間研究することになりました。K先生と、ケアリング、看護理論家のジーン・ワトソン、マーサ・E・ロジャーズ、パースィの理論について熱く議論しました。K先生から「看護とは何か」について教えていただきました。

看護教育と研究

　私は平成23年に、看護専門学校から福山平成大学へと職場を変わりました。福山平成大学では、６年間勤務しました。福山平成大学看護学部では、学部長のH先生を中心に楽しくワクワクしながら、楽しく仕事をすることができました。ケアリングの大切さを認めてくださり、「田村さんはケアリングを中心に研究を進めていきなさい」と言ってくださいました。その言葉に後押しされて、俳句や折り紙、音楽、赤ちゃん人形などを授業に取り入れることができました。

　また、私は看護はユーモアが大切であると考え、患者さんや家族にユーモアや癒しを届けられるように授業をしたいと常日頃考えていまし

た。H先生は、笑いとユーモアを授業に取り入れることを認めてくださり、何でも「いいですよ。やってみなさい」と私を認めてくださいました。

　今でも忘れられない授業は、一年生の1回目の基礎看護学の授業で教員が「川の流れのように」を歌い、学生全員が「世界で一つだけの花」を歌ったことです。学生たちは、初めての授業で緊張していましたが、一緒に歌をうたうことで一瞬にして学生たちは笑顔になり和やかな雰囲気になりました。また、地域交流センターでは「笑いと健康」をテーマに地域の方々に歌と踊りを用いた健康教育を行いました。地域交流センターでは、「絵本と癒し」「心の癒し」「歌って踊ってワッハッハ」など楽しく行うことができました。

　看護はアートでありサイエンスです。ユーモアのセンスや癒しが必要です。H先生からは、看護に対する情熱と行動力の大切さを教えていただきました。

今ここの出会い・未来に感謝

　看護教育に携わり24年になります。多くの人に助けられ今日まで進んでこれました。あっという間に時が過ぎていきました。時代と共に学生の気質も変わったように思います。あの手この手と自由自在に指導を変えながら学生と向き合っています。教育方法も現在の学生に合わせて変えていかなければいけません。臨地実習での学生指導は、一筋縄でいかないことが多いです。看護の現場も変わってきました。昔はよかったと嘆くことが多くなりました。

　私は学生たちに、「看護の心」を育むことができるようにと日々考えています。

　禅に「而今」という言葉があります。「過ぎ去った時」「この瞬間」は2度と戻ってはきません。「今」この瞬間を大切に生きることが大切で

す。「今」の積み重ねが充実した人生につながっていきます。人生の秋を迎える年になりました。恩師から多くのことを学びここまで来ることができました。

　春に蒔いた種が成長し苗になり、ようやく実り摘み取る時期になりました。これから先は実を一つひとつ大切に摘み取っていきたいと思います。そして、その実を少しずつ皆さんに分けていくことができたらと思います。

看護の原点を教えてくださった患者様

四国大学 看護学部看護学科 教授　檀原いづみ

　日本にまだホスピス病棟が無いとき、がんの患者様を多く受け入れて
いた病棟で看護師として働いていました。この病棟は将来「ホスピス病
棟」になることが決まっていたからです。当時は「がん」の病気がイコー
ル死であり、患者様はがんの「告知」をされていない方がほとんどでし
た。しかし、将来「ホスピス病棟」にするため、患者様は自分の病名を
知っておられた方も何名か入院されていました。この病棟のことが、メ
ディアでも取り上げられていましたから、日本のいたるところから患者
様が入院されていました。

　入院患者様の中には、がんを告知され生きる希望を失い、夫婦で自殺
をしようと決心し旅に出かけ、ホテルで見たテレビで、「ホスピス病棟」
の特集が放映されていました。藁をもつかむつもりで、その旅先から直
接病院に電話をかけて入院された方もおられました。また、自分の左胸
が乳がんのため、カリフラワーのようになっていても、病院が怖くて受
診できなかった女性が、夫に説得され当病棟に入院されました。この女
性は、様々な民間療法を信じて行ってこられたのですが、回復する兆し
がなかったことで、ご本人が入院を納得されたようです。入院後は、積
極的な治療は行わず、好きな食べ物を食べたり、手芸をされたりして、
楽しく入院生活を送られていました。

　直腸がんで入院されていた30歳代の患者様は、妻と３人の子どものお
父さんでした。しかも、自身が医学部の学生でもあり、自分の身体のこ
とはよくわかっていらしたので、自身の死に対する恐怖と、妻と３人の
子どもたちを残して自分がいなくなるという不安を抱え、毎日がんの痛
みと戦いながら、やるせない気持ちを口にされていました。私はその話

を聴くことが精一杯でした。ストマケアを行いながら聴いたり、清潔の
ケアを行いながら聴いている時は、患者様は穏やかな表情であったよう
に思いました。また、長年高校の英語の教諭をされていた60歳代の女性
の患者様は、家族がおられなかったため、最期まで自分のことを行なっ
てくださる付き添いの方と、病棟の個室に入院生活をされていました。
病室はまるで自分のお部屋のように、たくさんの装飾品が所狭しと置か
れていました。病室ではないような空間でしたから、この病室に入って
ケアをすることが楽しみでもありました。しかし、患者様の痛みがある
とき、この病室に入ることが怖く、先輩にお願いして一緒に病室に行き
看護を行いました。

　この病棟に入院されている患者様は、痛みが強い、眠れない、食事が
食べられない、排泄ができないことが共通していました。健康であれば
当たり前にできることが「がん」という病気のためにできないのです。私
は看護師になる勉強をしていたにもかかわらず、このような人として当
たり前のことが、病気のためにできない状況にある患者様のことを深く
考えることなく、看護を行っていたことを反省しました。そして、看護
の視点で病気を診ることを忘れていたことに気づきました。自分自身の
生活を何不自由なく過ごし、健康であり、よく眠れ、食べることも排泄
することも当たり前にできている自分自身のなんと幸せなことかと思う
ようになりました。そして、患者様のことを考えると、食べず嫌いや、
自分のわがままで、食事を残していたことに対し、罪悪感にさいなまれ
ました。私は少しずつ好き嫌いをなくし、健康を維持し、いつまでも看
護師として働くことができるように、自己の健康管理をするようになり
ました。この病棟で、出会った多くの患者様から、私は看護師として今
後働いていけるような多くのことを学びました。その中で、このA氏か
らは、『人間は生きてきたように死ぬ』ということを教えていただきまし
た。

　A氏は70歳代の男性で、胃がんで入院されていました。本人は自分の病名を知りませんでした。カンファレンスで、妻と娘から「告知はしないでほしい」との希望があり、それを尊重して治療を行いました。ご自身は『胃の状態が悪いので入院している』という認識でした。痛み止めに麻薬を使用することはなく、いつも座薬を使用されていました。A氏は「それで（座薬）大丈夫です」と、疼痛を訴えることはなかったのですが、時々苦痛様顔貌をされていたことを、多くの看護師が観察していました。しかし、看護師にも家族にも疼痛の訴えは無く、いつも「皆さんに良くしていただいているから大丈夫ですよ。ありがとうございます。」と言われるだけでした。A氏は、樹齢何十年もの大木を切るために、数人の方と山に入り木を切る仕事をされていました。現在とは違い、山の天候を知る手掛かりは、自分自身の自然を観る経験を頼りに行われていました。自然が相手であるため、山に入ると、空の色や曇の状態、風の音などを頼りに、仕事をすることが何より楽しかったということも話をしてくださいました。山に行かない日は、切った木を乾燥させている室内での仕事をされていたということでした。自ら話をされることはなかった方ですが、若いころの仕事のお話を伺うと、懐かしそうにしかもとても嬉しそうに話をしてくださいました。

　このA氏が、唯一私たち医療従事者に希望されたことが、正月を自宅で迎えたいということでした。日ごろから自身の身体の痛みや、要望は何も言われないA氏でしたが、外泊だけは強く希望されました。ただ、A氏の状態は良くなかったため、何度もカンファレンスを開いて、外泊の方向性を決めました。A氏は、高カロリー輸液をされていましたので、妻と娘さんに消毒や交換の方法を説明し、何度か実施していただきました。自宅でA氏の状態に変化があったり、困ったことがあったりした場合は、病院にすぐに戻れることや、電話での対応ができることを伝え、2泊3日の外泊をすることになりました。この病棟での外出は、看護師が付き添っていたので、何人もの方が外出を実施されていました。

しかし、外泊をされたのは、A氏が初めてでした。私たち勤務していた医療従事者は、「今日も連絡がなかったので大丈夫なのでしょうね。」と想像しながらA氏のことを、何度も話題にし、外泊を希望される患者様には今後も積極的に行えないだろうかとの話題にもなりました。

　1月2日にA氏は病棟に戻られ、とても明るい笑顔で「よかった、家で正月を迎えられて、皆さんのおかげですわ。皆さん（看護師）にこうしてまた逢えて嬉しいですわ。」と、とても喜ばれていました。A氏は正月家での出来事を興奮気味に話してくださいました。帰院時の状態はとても多弁で、バイタルサインも日ごろのA氏の平常値であり私たち看護師も安堵しました。しばらくして「少し横になって休むわ。」と言われ、妻も「お父さん家から帰ってきたばかりで疲れたでしょうから休んだ方がいいわ。私もここ（個室のソファーベッド）で少し休むわ。」と言われ、痛み止めの座薬もいらないとのことでした。私たち看護師は、患者様にとっての自宅で過ごす大切さを感じたときでした。しばらく休めるようにしました。しかし、30分～40分程経過したとき気になって訪室するとA氏は休まれていました。しかし、その後訪室したとき、先ほどと寝ている姿が違っていたので気になり「Aさん？Aさん？・・・」と何度も声をかけたのですが反応がなく呼吸、脈拍を取りましたが触知ができない状況でした。ソファーベッドに横になっていらした妻が起き「寝とりますよ。」と言われるため「Aさんの反応がないので先生（医師）を呼びます。」とお伝えすると、「ほんとね、寝とると思うがね・・・」と妻が起きられ、「お父さん起きてよ。まだ寝とるかね。」と、A氏のベッドにいらして「あれ、お父さん寝とるようにして逝ったかね。一番幸せな逝き方やったね。」と言われました。医師が訪室し死亡確認してくださったときも、妻は医師に何度も感謝の言葉を伝えられました。私はとても驚いたのですが、医師と妻の会話で、A氏が苦しまなかったこと、自宅で正月を迎えられたことは、A氏の希望がかなったことです。ですから奥さんが医師に感謝を伝えられたのだと思いました。さすがに娘さんは、

数時間前にＡ氏を病棟に送ってきてくださった数時間後に、亡くなられたという連絡を受け、驚かれていました。しかし、娘さんも「父は母の言うように幸せな死に方だったと思います。皆さんのおかげです。ありがとうございました。」と言われました。

　私はこの病棟で働き『幸せな死に方』があるということを、そして『人間は生きてきたように死ぬ』ということを、身をもって感じるようになりました。それを教えてくださったのがＡ氏です。毎年正月になるとＡ氏を思い出し、看護師としての原点を振りかえる機会を与えられていると感じています。

地域子育て支援における父親の育児促進に向けて
－"伊藤モデル"にみる今日の助産師の役割と機能－

安田女子大学 看護学部看護学科 准教授　津間　文子

はじめに

　我が国は、急速に進行する少子化対策として、家庭及び地域を取り巻く環境の変化に対応した新しい支え合いの仕組みとして利用者のニーズに対応した子育て支援の構築に取り組んでいます。同時に子育て支援の施策は、男女ともに仕事も家庭も大事にしながら働き続けるという選択ができるシステムへの変革が必要とされています。2015（平成27）年より新規に策定された子育て支援の利用者支援事業では、「子ども又は保護者の身近な場所で、教育・保育・保健その他の子育て支援の情報提供及び必要に応じ相談・助言等を行うとともに、関係機関との連絡調整等を実施する」ことによる健やかな子どもの育ちを支援できる体制が期待されています。本稿では、筆者が地域子育て支援における父親の育児促進によって、男女が共に育児を担う支援に関する研究の契機となった、伊藤助産師について述べたいと思います。

1．看護教育での出会い、そして研究協力者へ

　伊藤助産師との出会いは、1999年4月でした。当時の筆者は、16年間勤務した地元の病院を退職し、母校の母性看護学の専任教員として着任したばかりでした。学生指導に関する十分な心得のないまま、新しい世界に1歩踏み出した時に実習先でお会いしたのが最初です。初めての施設、初対面の実習指導者の中で、不慣れな学生指導をしている日々は、非常に心細く、教育上の悩みは、職場の先輩にあたる看護学校時代の同

期に相談していました。

　しかし、臨地で「今、この時」の判断の指標はその場にいない同期で
は間に合いません。伊藤助産師は、助産師学校の後輩ということもあっ
てすぐにうちとけることができ、施設のちょっとした疑問を気軽に尋ね
られる、ほっとする存在になりました。筆者はその後、教員講習を受
け、他の看護学校の教員も経験した後に、大学へと教育の場を移しまし
た。そこでは、助産教育に関わることになり、これもまた初めての経験
です。筆者の担当科目の中に産褥期の助産診断と地域母子保健の一部を
経験者である伊藤助産師に講義をお願いしたことで再会しました。

　約10年を経て再会した時の伊藤助産師は、父親の育児促進において先
進的な方法を模索し取り組まれていました。病院勤務後は、子育て支援
に関わって12年目であり、親支援ファシリテーター資格取得後の活動歴
5年になっていました。また、自身も5人の子育て真っ最中でした。さ
らに、助産教育2年目となった2012年に「地域子育て支援における父親
の育児促進によって、男女が共に育児を担う支援」についての研究に着
手しましたが、そのヒントが伊藤助産師の活動にありました。

2．父親の育児促進として助産師が実践する
先進的な取り組み

　伊藤助産師との講義の打ち合わせを通して活動の実際を知るにつれ、
地域子育て支援における父親の育児促進に興味をもつようになりまし
た。そこで、具体的な実践について調査し、論文としてまとめたいので
協力をお願いしたのです。まず、伊藤助産師による父親の育児促進と
して助産師が実践する先進的な取り組みを半構造化面接によるインタ
ビューを行い、次に子育て広場で開催される「新米パパママ講座」を参
与観察しました。

　インタビューの結果は、まず、面接内容の逐語記録から質的手法を用

いて研究目的に沿った文脈をコード化し、サブカテゴリー化、カテゴリーと抽象度をあげ、その関係性を探求しました。内容要素によってデータを抜き出し、2つ以上の意味を含まないようにデータを区切り、これを基本データとしました。1次コード化は、データの前後の文脈と表現された言語の意味に注意し、コード化しました。2次コード化は、データの文脈に立ち戻りながらまとまりを比較し、類型化しました。サブカテゴリー化は、2次コードを内容別に比較し、それぞれ類型化しました。カテゴリー化は、全てのサブカテゴリーを内容別に類型化しました。また、中心となる意味を反映させ抽象度の高いカテゴリーとなるよう、修正を繰り返して抽出しました。カテゴリーが導き出された逐語録の部分を読み返し、カテゴリー間の関係性を確認しました。また結果の真実性の確保として以下の手続きを行いました。

・面接終了後に、面接内容を情報提供者に確認し、データの信頼性の確保に努めました。
・作成したカテゴリー表について、研究参加者に確認を得ました。

　父親の育児促進として助産師が実践する先進的な取り組みを表に示します。面接内容より助産師による子育て支援はコード数168、サブカテゴリー9、カテゴリーは4つが導出されました。この面接と合わせて「新米パパママ講座」の参与観察の結果を用いて分析を行いました。「新米パパママ講座」の受講者は、父親2名母親8名、子ども8名でした。

3．母子が育つ地域を支える子育て支援者の専門性と当事者性

　助産師経験年数30年で、非常勤での産科医院の分娩介助、助産教育、看護教育及びつどいの広場事業で母子の相談や育児支援の講座等を開催するという多様な職場とネットワークを構築していました。当事者の目線も持ち合わせた子育て支援者は、広場に来訪する母親の＜子どもが生

まれる前からの問題が潜んでいる＞状況や＜育児の問題の多くは知識不
足から生じる＞育児期の母親の負担を軽減する方法を模索していまし
た。子育てを＜父親の育児参加に向けての新たな取り組みをする＞こ
と、時には＜母子関係のゆがみが母子の行動の特徴になる＞ことから
＜虐待を含む重大な問題は行政につないで解決を図る＞ことで「問題の
発生を未然に防いでゆく」支援となっていました。＜育児期に憩える場
所を求めて広場に来ている様子がある＞母子から＜子どもの育つ地域の
問題を感じる＞ことが「憩いの場となる地域を目指す」へと繋がってい
ます。あくまでも子育て経験を持つ当事者の目線で＜今、この時の子ど
もを見てあげて欲しいと思う＞気持ちで＜支援により母親がしっかりし

表1　助産師が実践する父親の育児参加促進

情報提供による意識の変化を期待する	父親の育児参加に向けての新たな取り組みをしている	育児参加をしない父親と育児をしている母親がいる
		父親の育児参加は母親が諦めないことを伝える
		父親の育児参加の具体的な方法を教える
		新しい取り組みへの参加者が少ないことへの悩みがある
		新米パパママ講座開催の留意点がある
	育児期の問題の多くは知識不足から生じる	育児の偏りが子どもに及ぼす障害がある
		育児の自信の無さが育児を不安定にする
		しつけと虐待の違いがわからないため子どもを叱れない
		子どもの発達に応じたかかわりを知らないことで生じる問題が多い
	子どもが生まれる前からの問題が潜んでいる	相談や支援に際して母親の背景をアセスメントする必要がある
		母親が料理が出来ないことで生活に支障をきたすことがある
		問題は育児以外にある親子もいる
		今までの常識が通じない母親がいる
		母親の生い立ちや父親との関係の捉え方の良しあしが育児に影響している
問題の発生を未然に防ぐ力をつける	母子関係のゆがみが母子の行動の特徴になる	母子の愛着形成と母子分離に問題があると感じる親子がいる
		母親の関わり方で子どもが不安定になっている
	虐待を含む重大な問題は行政につないで解決を図る	虐待の予防にはその子の発達に応じたかかわりが必要だと思う
		子どもの命にかかわる問題だと感じた場合につなぐ窓口や方法を心得ている
		気になる親子はみんなで支援内容を統一するようにしている
憩いの場となる地域を目指す	育児期に憩える場所を求めて広場に来ている様子がある	
	子どもが育つ地域の問題を感じる	
願いと期待をもって取り組む	今、この時の子どもを見てあげて欲しいと思う	
	支援により母親がしっかりしてくると子どもはすごくよくなると思う	

てくると子どもはすごくよくなると思う＞と、「願いと期待を持って取り組む」活動によって子育て世代の親を支援しているといえます。

4．我が国の実情に応じた地域子育て支援モデルの模索

　伊藤助産師の実践は、助産師の専門性を活かしたひとつの取り組みとして、父親の育児促進を先進的な実践であるといえます。地域の母子の実態に専門性を即応させることが現在の我が国における子育て支援の取り組みのモデルとなると考えられました。

　少子化の進行が著しい我が国では、ライフコース上で切れ目ない保健・医療・福祉をつなぐ「支援の輪」を構築することが必要です。その中でも、対象者の身近で妊娠期から身体的ケアが担える専門職である助産師による具体的な育児支援および情緒的な支援は、育児期のストレス等に対する適切な対処や父親・母親が子どもとのかかわりを共同化することにつながっているといえます。地域子育て支援拠点事業において、

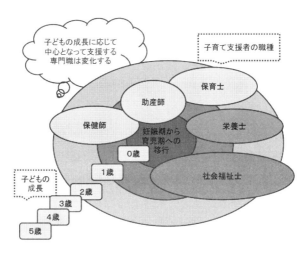

図1　男女が共に育児役割を担うための支援の輪
　　　"伊藤モデル"（イメージ）筆者作成

妊娠期から母子を中心に切れ目ない利用者支援は助産師による実践はモデルの1つとして提案できると考えられます。また、このような支援体制の輪を実践するには、父親の育児促進における、稼ぎ手としての父親に対する妊娠期から育児期までの継続した子育て支援が可能となる適切な時期と場所の確保が必要であると考えられます。

　古川は、助産師の立場から妊娠期から出産後の育児まで包含した、総合的かつ連続的な支援について、出産に始まる支援ではなく、妊娠期から継続した人間関係の上に成り立った生活モデルに基づいた支援であることが重要であることを指摘しています。また、妊娠期から出産後の育児まで含んだ総合的、かつ連続的な対応としての「生活モデル」を日本型の産み育てシステムの構築及びその人材の確保と養成が課題であるとしています。同時に、産み育て期を通して継続した関係性を保障できる支援者の存在が重要な課題であるとも述べています。そこで、医療関係者と福祉関係者とが一体の"チームケア"を導入し、医療的ケア、男女が共に育児役割を担う親教育プログラム、ソーシャルワークを組み合わせ、家庭の状況を把握していくことです。そして、子どもと家庭の福祉のための子育て支援には、異なる職種が子育て支援サービスを支援の場を共用し、学際的なチームで一貫した支援を実践していく各専門職の境界を越えた支援の新しいモデルが必要であると考えられました。これからの子育て支援の実践には、専門性を持つ子育て支援者の輪と、その輪の中心となり活動する"伊藤モデル"のような実践が必要となると考えられます。この実践を筆者は"伊藤モデル"と命名したのですが、伊藤助産師が自分の行動の説明を「伊藤は・・・」と語られていたことによります。

おわりに

　"伊藤モデル"にみる今日の助産師の役割と機能の解明は、筆者の研究テーマ「子育て支援」を深く掘り下げていく契機となりました。伊藤助産師の姿は、地域に根ざして活躍していた近代以前の助産師像に類似しており、現在の子育て事情を周知した助産ケアで地域に貢献していました。筆者にとって伊藤助産師との出会いは、研究を推進させたばかりでなく、助産観を探求することにつながったと思っています。

文献

・津間文子（2017）博士論文，佛教大学大学院社会福祉学研究科
・古川洋子，2012,「子育て支援から産み育て支援への発展」,『龍谷大学大学院紀要 社会学・社会福祉学』17

注）新たな学際的なチームで一貫した支援を実践していく専門性を持つ子育て支援者の輪がこれからの子育て支援の実践に必要であると考えられる。その輪の中心となり活動する各専門職の境界を越えた支援の新しいモデルによって、子どもと家庭の福祉のための子育て支援のために異なる職種が子育て支援サービスを支援の場を共用していくといえる。"伊藤モデル"とは、助産師がその役割を果たすことを指しており、研究協力者であり、モデル命名の対象者である伊藤助産師に、"伊藤モデル"名称使用の許可を得ている。

子どもここにあり！
～向き合うことの大切さを教えてくれた子どもたち～

安田女子大学 看護学部看護学科 助教　藤堂美由紀

　「この人ありて」を執筆するにあたり、私自身の人生の中で、「看護を
教えてくれた人は誰なのか」と考え、過去のさまざまなエピソードを思
い出しました。多くの経験をした中で看護を教えてくれたのは、先生、
先輩、患者さん、家族など、たくさんの人たちでした。私は自分一人で
看護を築き上げたわけではなく、多くの人に支えられ、今の自分がある
と気づきました。その中でも、最も私の看護観に影響を与えてくれた人
は、病院や在宅で出会った「子どもたち」でした。今でも「子どもたち」
は、私の看護の先生であり、さまざまなことを気づかせてくれます。

子どもの想いは何だったのだろう・・・

　昔、私が20歳後半のころにかかわった小学生の子どもの話です。この
ころはまだ、「子どもの権利」や「子どもの最善の利益」を守ることが
あまり浸透していなかった時代でした。私は中堅看護師に近づき、自分
で一人前にできることはもちろん後輩を育てるという役割も担っていた
時期でした。その時にＡちゃんという女児に出会いました。Ａちゃん
は、髄膜炎の後遺症で言語、身体に障害が残り、生活のほとんどに介助
が必要な状態でした。髄膜炎の治療やリハビリで、入院は一か月を超え
ていました。急性期を乗り越え、障害は残ったものの、毎日リハビリを
行い、少しでも回復できるようにＡちゃん自身も頑張っていました。発
語が出来ず、少しの表情の変化と上肢を挙上して指でサインをしてくれ
ることでコミュニケーションをとっていました。
　看護師たちは、日々の処置、検査、採血、点滴、清潔ケアに追われ、

ゆっくり患児、患者さんとかかわることができていませんでした。

　本当なら、Ａちゃんは毎日小学校に行き、友達と騒ぎながら遊んだり勉強したりしている年齢です。

「私は、なんでここにいるの？早く元気になって学校に行きたい。友達に会いたい」

と心の中で思っていたのではないでしょうか。

　Ａちゃんは、私たち看護師をよく見ていました。忙しく病室を出入りする看護師を目で追うように見ていたと思います。しかし、Ａちゃんは、清潔ケアや点滴の時に声をかけても、その顔は表情に乏しく、採血や点滴の時に少し顔をゆがめるだけでした。髄膜炎の影響で顔を動かすことが難しくなっているのだと私は思っていました。

　ある日、機能訓練室に向かうために理学療法士さんがＡちゃんを迎えに来てくれました。理学療法士さんは、

「Ａちゃん、おはよう。気分はどう？今日は〇〇と〇〇のどちらをやってみようかね？」

と言い、Ａちゃんの髪をとかし、きれいに二つ結びにしてくれていました。そのときのＡちゃんは、口角を上げてニヤーッと笑うような表情をし、親指と人差し指で丸を作りオッケーサインを出していました。

「えっ？Ａちゃんが笑っている！それにオッケーサインまでできる！」

　もしかしたらＡちゃんは、今までも笑うような表情をしていたのかもしれません。しかし私が気づかなかっただけかもしれないし、Ａちゃん自身が私にはそのような表情は見せていなかったのかもしれません。

「理学療法士さんと私は何が違うのだろう・・・」

　私も理学療法士さんに向けて笑ったＡちゃんの表情を見たいと思いました。

　Ａちゃんは、いつものように無表情（のように私は見える）に私たち看護師が部屋を出入りしている姿を目で追って見ていました。このころから私は、Ａちゃんの側に行けなくても

「おはよう、Ａちゃん。今日の調子はどんな？今日もリハビリ頑張ろうね」

「○○が終わったら、Ａちゃんのところにいくね。待っててね」

と必ずＡちゃんの顔を見て声をかけるようにしました。

　特に気をつけたことは、どんなに忙しくてもＡちゃんの側に行ったときには、立ったまま話すのではなく、一旦腰を落として、目線を合わせてから話すようにしたことです。

「今は、私はＡちゃんと向き合って話をする」ことを大切にしました。

　子どもの主体性を大切にして意見表明できるように、発達段階に合わせた説明や選択肢を提案することは当然のことですが、当時の私は考えることすらできていませんでした。自分で体幹を動かすことができず、起き上がりにも介助が必要なＡちゃんでしたが、今までは、

「Ａちゃん、起こすね〜」

と言って、Ａちゃんの同意なく起き上がらせていましたが、

「Ａちゃん、今から起き上がろうと思うけど。起き上がってもよければ手で○して」

「○○をＡちゃんに手伝ってもらいたいんだけど、○○してくれる？」

と聞いてから行うようにしました。何をするにもＡちゃんが意見表明できるように説明し、自分で選択できることも増やしていきました。それからです。徐々にですが、Ａちゃんは、口角を上げたニヤーッと笑う表情を見せてくれるようになりました。なかなかＡちゃんの側に行けないときには、口角が下がり悲しそうな表情ですが、Ａちゃんのもとへ行き、

「待っててくれたんだね。ありがとう。嬉しいよ」

と言うと、少しはにかんだようにニヤーッと笑い、手をゆっくり挙げて指でオッケーサインを出してくれるようになりました。

　Ａちゃんが私を認めてくれたように思え、距離が縮まったようでした。

小児看護学保育園実習での園長先生の言葉

　それから何年もたち、私は小児看護学の教員をすることになりました。小児看護学実習では、健康な子どもの成長発達を理解するために保育園実習を行っています。そこでの、園長先生の「子どもと向き合う」とおっしゃられたエピソードが忘れられませんでした。

　2〜3歳児クラスの子どもが朝の登園時、母親とお別れができない状態で泣いていました。そのとき、教室にいた保育士は1人であり、他にも登園している数名の子どもたちが教室の中で遊んでおり、目が離せない状態だったそうです。保育士は、どちらにも行くことができず、別れられない親子に対して離れた場所から、

「はやくこっちにおいで。一緒に遊ぼうよ」

と声をかけていたそうです。しかし、子どもは母親から離れられず、結局は大泣きの状態の子どもを置いて母親は仕事に行かれたそうです。そのとき園長先生は、こうおっしゃられました。

　「そのとき保育士は、母親と離れられない子どものところに行きたくても、他の子どもを置いていくわけにはいかず葛藤していました。しかし他の子どもたちに『今、先生ね。○○ちゃんがお母さんと別れられないから、お迎えに行ってこようと思う。みんな待っててくれる?』と言ってほしかった。そして、母親から離れられない子どものところに行き、しっかり子どもを抱きしめて『良く来たね。先生は待ってたよ』といって、ほんの少しでよいから子どもに向き合い登園してくれたことを褒め認めてほしかった。そうしたら子どもは母親ときちんとバイバイできたのではないかな」と。

　園長先生は、「子どもは、いつも『私(僕)を見て、私(僕)の話を聞いて』と思っています。ほんの少しの時間でもよいので、その子どもに向き合い、声を聴き、その子自身を受け止めてほしい。子どもは自分を受け入れて認めてもらえることで、自分を肯定でき、周囲の人も認める

ことができるのです」とおっしゃられていました。そのとき、私は、子どものこともですが、学生の想いに向き合って認めることができているかな？と恥ずかしくなりました。

私を見てほしい、こっちを見てほしい想いに向き合う・・・

　A.マズローの欲求段階説には、人に認めてもらいたいという「承認欲求」があります。欲求なので誰にでも、大人であっても子どもであっても、障害があってもなくても、もちろん、私自身にもあります。A.マズローは、他の人からの「承認欲求」を得る経験をして初めて自分を認め肯定することができ、次の段階の「自己実現の欲求」に進むことができると述べています。

　子どもは、日々成長発達し、社会で生きていくための人生の基盤をつくっている時期です。病気や障害のある子どもも日々成長発達しています。人生の基盤が整うためには、子どもを取り巻く周囲の人や環境が大切です。どのような状況や環境でも子どもたちは、「私（僕）を見て、こっちを見て」というメッセージを送っています。人生の基盤である子どもの時期から親や周囲の人に受け入れられ認められ、自己効力感や肯定感を身に着けていくことで、大人になってからも他者と向き合い、認めることができ、自己も向上してゆくことができるのだと考えます。まず私たち大人が子どもに向き合うことが重要なのです。

今の私に言いたいこと

　今振り返ると、Ａちゃんのじっと私を追っていた目線の奥には、「私を見て。何故見てくれないの？」との想いがあったのだと思います。理学療法士さんと私との違いは何だったのだろうかと考えます。理学療法士さんは、Ａちゃんと向き合っている時間をとても大切にしていました。

日々、Aちゃんのできることを一緒に見つけ、Aちゃん自身のできたことを認めていました。私は、Aちゃんの看護をしているとき自分本位であり、Aちゃんに向き合っていませんでした。次の業務のことや段取りを考えており、Aちゃんに心が向いていないことが伝わっていたのだと思います。しかし、私がAちゃんに向き合い、少しでもAちゃんの最善を考えようとしたからこそAちゃんは私に笑顔の表情をみせ、認めてくれたのではないかと思います。

　今、小児看護学に携わっているからこそ、あの当時の私に言いたいことがあります。

「Aちゃんが貴女に、人と向き合うことの意味を教えてくれました。当時の貴女は、人生の基盤をつくっている時期のAちゃんにとって最も良いことの意味を理解することができませんでした。子どもの最善としての『承認欲求』や『育つ権利』、『参加する権利』を守ることの大切さを振り返り、学ぶことができましたね」と。

　私は、現在教員として学生とかかわっています。学生が、患児や患者さんと向き合い、相手の想いを理解していくためには、学生も認められているという「承認欲求」を経験することが大切だと考えます。私自身が学生と向かい合うことの意味を常に考えてゆきたいと思います。

　子どもたちは、いつも私に人と向かい合うことの大切さを振り返らせてくれる大切な存在です。

Ａさんの背中に感じた力

愛知県立大学 看護学部精神看護学領域 教授　戸田由美子

　私は、新人看護師として消化器外科に就職しました。その病院の中で1980年当時、消化器外科は花形で、活気に溢れていました。学生時代の実習で消化器外科が一番楽しく、働くなら消化器外科だと考えていましたが、私の実力は全く伴わない状況でした。その病棟は、優秀な諸先輩が自信と誇りを持って働いておられました。そのような病棟でとんでもなく仕事のできない新人看護師である私が配属されたのです。働きたいと言ったものの出来の悪い私は、自分の至らなさを突きつけられ、怖くて毎日びくびくしながら働いていました。新人看護師としては、最低でよいところなど全くなく情けないほど実力も能力も伴わず、そしてやる気もないそれは〰働くこと自体が苦行のような日々でした。しかし、一番思い出深い病棟です。看護は崇高な学問だと基礎教育で学んだのですが、当時の看護師の仕事は理想と現実のギャップが著しく、看護師に馴染めない私が居ました。看護師が自分には合っていないと考え、辞めたくて〰仕方なく逃げ出したいと思いながら及び腰で働いていました。そのような私が、看護師としての基礎を学ばせていただいたのが消化器外科病棟です。すぐにでも看護師を辞めて別の仕事に就きたいと考えていた私が今日まで看護の道をやり続けてこられたのも、その病棟で揺るぎない看護観を築くことができたお陰だとつくづく有り難く思っています。それほど優秀な看護師さんに囲まれてもまれて育てられました。その中でも特に印象深い看護師さんがおられました。

　私にとってＡさんは二人います。お二人とも私にとってロールモデルのような存在です。たぶんその方々はそのように私が考えていたとは思ってもおられなかったと思います。ちょうど一回りほど上の大先輩で

す。一人は、人間として憧れる人で、もう一人は看護師として憧れる人でした。お二人を合わせたＡさんが今も私の中で生きています。

　優秀な看護師さんばかりのところへ、実力も能力もない私が就職したため、病棟にとってもお荷物のような存在だったと思います。なので、どんどん萎縮してしまい、失敗も絶えない状況でした。私の良さはどんどん隠れてしまい駄目なところばかりが目立ち、一緒に夜勤などしたくないと、きっと先輩たちは思っておられただろうと思うような情けない新人看護師だったと思います。

　失敗ばかりで状況判断もまともにできない私を、優しく見守り人として認めてくださったのが、大先輩Ａさんでした。悪いところしか目立たないどうしようもない私で、諸先輩からネガティブなストロークばかりで風当たりが強く弱り切っていた私を見捨てることなく良さをみてくださる方でした。温かい眼差しをいつも向けてくださいました。「ドジばかりだけど憎めない可愛らしい人なのよね」と暖かい言葉をいつも掛けてくださいました。とても救われる存在だったと思います。私のどこを認めてくださったのでしょうか。私にはよくわかりませんが、本質を見てくださったのではないかと思います。看護師として目も当てられないほどダメな人間だったと思いますが、なぜか私という個人を認めてくださるＡさんがおられたからこそ、看護師を続けることができたと思います。処置係として一緒になったときなどは、やり方のコツを丁寧に教えてくださいました。当時の主任さんとかに厳しい言い方をされていた私に対して、受容的に接してくださるホッとする存在でした。その大先輩Ａさんは、私生活も格好良かったです。国立のその病院は東京のど真ん中にあり、働く時はしっかり働き、遊ぶ時もしっかり遊ぶという文化があり、正月休みとかは２週間近くまとめて取ることもできました。大先輩Ａさんは、毎年海外でリフレッシュされており、生き方も颯爽とされていました。視野も広く感性も豊かで理知的で女性としても憧れる方でした。生き方が素敵でした。40歳でボストン郊外に住んでおられる方と

結婚され、アメリカ合衆国（以下、アメリカと略す。）での看護師ライセンスを取得されてボストンの日本人学校の保健室で働いておられました。アメリカの看護師ライセンスを取得する時の苦労話や、ボストンの日本人学校で生徒さんの心のケアをされている話を伺いました。生き生きと働かれていました。私は２度ほどボストンでお目にかかり生き様をみさせていただきました。とても真似はできませんが、凛として潔い生き方を尊敬しています。プロ意識を持って働かれていました。芯のぶれない頼り甲斐のある大先輩でした。プロとして働くことの誇りは、真似たいと思いました。

　もう１人のＡさんは、知識も技術も兼ね備えた看護師の鑑のような方でした。消化器外科とはいうものの当時は、外科で手術をされた患者さんは最期まで外科の先生たちが診ておられたので、週に一人ほどの割合で看取りもある病棟でした。Ａさんが夜勤の時に患者さんの看取りがよくありました。私はきっと患者さんもこの看護師さんに看取って欲しいと思われているのではないかと思いました。Ａさんに看取られて安心して天国へ行かれたのではないかと思います。そんな風に患者さんに看取られたいと思われるような看護をしたいし、看護師でありたいと心密かに思いました。患者さんからも信頼されていました。どんな風に患者さんと接しておられるのかと、ナースステーションからよく見える病室に入院されていたＩさんとのやり取りを何度か目撃する機会がありました。がんの再発で何度も入退院を繰り返されていて、胃液が上がってくるらしく寝ることも苦しく床頭台に頭をもたれてうずくまり、いつも一人で愚痴一つ言わず辛さを抱え込んでおられる終末期の患者さんです。新人看護師の私など見ているだけでこちらも苦しくなり、同情が先にと言いますか、こちらも辛い気持ちとなり胸が押しつぶされそうな感じで息が詰まりどう声をかけていいかわからず、担当になっても記録するために症状を聞くことだけが精一杯で、その場にいることに間が持てず、そそくさと病室を出てしまうような情けない看護をしていました。ちっ

ともそれでは看護になっていませんでした。記録するための情報収集をしているだけでした。ところが、Ａさんとは何か話をされていたようで、Ｉさんに笑顔が見られていて凄いなあと感心したものでした。Ｉさんの辛さをしっかり受け止められていたように思いました。また、Ａさんには頼み事も言いやすかったらしく、心やすく引き受けておられました。少しでもＩさんの苦痛が軽減されて安楽になるように工夫されていました。何もできない私は看護師として半人前でした。患者さんからも信用されていなかったと思います。そして、Ａさんの仕事はスマートでした。私がリーダーでＡさんがサブの時など、私が検温で患者さんの状態を看てお願いをするよりも先にどんどんガーゼ交替などをして下さって、リーダーの私の負担を軽減して下さいました。きっと出来の悪い私が他の看護師さんからネガティブなことを言われないように守ってくださったのではないかと思います。かなりカバーしてもらったと思います。いつも心の中で感謝していました。いつの間にそんなに仕事がこなせるのかしらと驚くほどのスピーディさで淡々とこなされていました。そんなＡさんになりたいと思いました。

　二人のＡさんは、確かな知識と技術、そして人間としての暖かさをもって患者さんと接しておられたと思います。頼りがいのある看護師さんでした。到底その当時の私が努力しても到達できないほどの知識と技術を兼ね備えられていたＡさんです。

　新人看護師として、そのような二人のＡさんと出会い一緒に働けたことはラッキーでしたし、一生の財産となりました。消化器外科で働くまでにも紆余曲折（学生時代から問題児でした）あった訳ですが、そこに配属されたことに感謝しかありません。看護師として判断能力を養うこと、そのための確かな知識と技術を身につける、そして患者さんとの接し方など、一から教えていただきました。Ａさんは先を見通す力があったと思います。先を予測しながら今何をやらなければいけないのかの判断が素早かったと思います。そういった一つ一つのことをＡさんの背中

を見ながら教わりました。さらに、看取りの技術です。毎週一人は看取りがある病棟で、一人一人の最期が悔いなく終えられるよう真摯に神聖な気持ちで接することなど、Aさんの背中から教わったと思います。

　今でこそ、大学で教員として働いていますが、自分の新人看護師時代を思うと、今の学生さんは偉いなあといつも頭が下がる思いがしています。すべての学生さんは、その人にしかない光るものがあると（磨けば光る原石だと）、私自身がAさんに救われたように、その学生さんも気づいていないその人の良さを引き出したいといつも考えています。私のように能力も実力もやる気もない新人看護師でも、尊敬する魅力的な看護師さんに出会えば、人生は変わるのです。是非、先輩看護師さんは、そんな素敵な看護師さんになられて、一人でも看護からリタイアすることなく、看護は素晴らしい専門職だと新人看護師さんに思ってもらえるようなロールモデルとしての看護師さんになっていただけたらと切に願います。

　自分自身の生き恥を曝け出すことは、大変お恥ずかしい限りですが、こんな新人看護師でも人との出会いによって変わることができるという一つの道しるべとなれば、恥を忍んで書いた意義もあったかと思います。

この娘ありて

活水女子大学 看護学部看護学科 助教　中島　史子

1．看護師として

　私の将来の夢は、高校の教諭か看護師でした。経済的理由もあり、両親の勧めで看護師を目指しました。京都の看護専門学校を卒業し、付属の病院に5年間勤めた後、地元に帰省しました。法人の病院や地方公務員を経験し、臨床看護師として、とてもやりがいを感じていました。

　臨床看護師ではありますが、看護職として研鑽を積むには研究を続けることが必須と理解していました。患者への個人研究や病棟研究を通して、研究を実践していました。研究することで、患者の看護につなげていけることがやりがいになっていました。今後は研究支援者として頑張っていきたいと考えていました。しかし、その頃3歳の長女に自閉症の疑いがあることが判明しました。夫も3交替の勤務であったため、このまま仕事を続けるかどうか早急に考えざるを得ませんでした。

　ベナーは、看護師を「知的な労働者」と述べています。看護師を続けるためには勉学を重ねる必要があると考え、大学院修士課程看護学専攻へ進学しました。大学院では3交替や夜勤専門看護師として仕事を続けながら学ぶことを選びました。苦しい時もありましたが、家族の協力に私は心の安定を得られ、修了まで頑張り通すことができました。4年間の長期履修で修了が近くなると、今までの経験を活かせる場所を考え、看護学の教員を目指しました。修了後、活水女子大学看護学部看護学科の助手となり、老年看護学領域を経て、現在、成人看護学領域で助教として勤務しています。

2．初めての体験

　臨床看護師で正職員として働くことは、3交替の勤務を求められました。夫も同じ3交替だったので、当時2歳になる前の長女を私と夫の実家に預けることがよくありました。ある時、義理の父より娘のことで、「言葉の出るのが遅いね」と言われました。言葉が出ないことは承知していましたし、他にも落ち着きがなく目が離せない子どもでした。3歳下に息子が生まれ、ますます小児科にお世話になることが多くなったので、ある時娘の気になることについてかかりつけ医に相談しました。早速、かかりつけ医の紹介を経て、詳しい小児科医に診てもらいました。やはり何か問題があるようだと言われた時の記憶は、ぼんやりとして明瞭ではありません。一瞬、周囲の音が遠くに聞こえる感覚がありました。

　なぜだろう？妊娠中に何か悪いことをしたのではないか？夜勤で無理をしたからではないのか？自分自身を責めました。涙も出ません。テレビの中の話では…？現実感に乏しく夢をみているようでした。私はそれまで試練と呼べるような出来事は経験したことがなく順風満帆な人生だと感じていました。自分にはそのようなことはないだろう。突然のことで、現実逃避というか、とっさにどうしてよいのか分からなかったのです。

　しかし、日常生活での困りごとは、確実に生じていました。娘は、なんとなく言いたいことが伝わったり、意思の疎通を図れることもあったのです。しかし息子の世話で忙しいときの私は、つい自分本位になり、些細なことで娘にあたることがありました。理由は分かっているはずなのに、受け入れるゆとりがありませんでした。その後も専門医の受診や、地域の療育施設の訪問や療育など忙しい日々を過ごしました。

　育児休業期間が経過し、仕事復帰が目前に迫ると、立ちはだかる問題を前に看護師を続ける自信がありませんでした。その場その場で、なん

とかやり過ごすことばかりでした。何か問題があるたび、胸の奥が熱く
なる感覚を覚えました。

3．日々試練

　娘は中学校より特別支援学校に進学しましたが、突然問題を起こして
登校できなくなりました。当時の教頭が放った言葉は、私を傷つけまし
た。「しつけが悪い」…しつけとは、親の責任だという意味です。障害児
のことを理解しているはずの教員の言葉に、世間への失望感が溢れまし
た。まったく病気のことを分かっていないのです。さすがにこの時は涙
しました。その後、娘は転校しました。

　娘の苦手なものは、具体的には、赤ちゃんの声、にぎやかな声、大勢
の場所、騒音などです。家族で外出することは困難をともないます。例
えば、外食することはできません。娘の苦手なことばかりで、パニック
になってしまうからです。日々の困りごとが多く、次第に周囲に対し壁
を作ってしまっていました。その方が気分的には楽だったのです。なぜ
なら、無駄な心配を抱えなくて済むからです。私たち自身が我慢するこ
とは、とても楽に思えました。でも、娘のパニック時の行動に実家の両
親の理解を得ることは困難でした。お互いの実家の援助なしには働くこ
とができません。戸惑う両親に、涙ながらに状況を説明し、理解を求め
ました。娘のことを理解してもらおうと必死に訴え、説明する自分に、
自分で少し驚いていました。私にも、このようなことができるのだと率
直に思いました。

　困難なことへの対処法は、転校の前からお世話になっている精神科の
専門医が的確に指導してくれました。その先生はいつも娘の御方（みか
た）でした。感銘しながら、実に頼もしく感じたものです。

4. 人生の意味

　私の子育ては、親としてどこまで子供にふさわしかったのか分かりませんが、娘を通じて、家族の在り方を考えさせられました。つまり、家族全員がお互い助け合うことで成り立ち、生活を続けられるものだと実感しました。今年から社会人になった娘の成長を感じることもあります。今日はうまくできても明日は分かりません。しかし、さっきできなかったことが今できるというときもあります。娘の状態は刻々と変化します。そういう状況に慣れてきたものの、近い将来も見通せず、不安があります。しかし、今日少しできたことが明日を生きるモチベーションにつながっている気がします。

　私が半世紀と少し生きてきてようやく分かったことは、今の経験は将来に役立つということです。結局、生きることは、今の状況を肯定的に受け入れることだと思います。難しいことですが、生きていくことは試練です。自分のわがままばかりでは、目の前のことが解決しないのです。自由に生きたい気持ちもありますが、今までのようにこれからもこの家庭で、嬉しいことや悲しいことを、家族で一緒に経験したいと思っています。この家族なしには、自分でない感じがするのです。きれいごとかもしれませんが、私の存在の基盤となるものです。

　一方、看護師としての私にできることが家庭内にあります。看護師であることで、家族の健康管理にも貢献できます。役に立てていると実感できるときは嬉しいです。
「家に看護師が1人いると、将来両親が介護を必要とすることになった時重宝しますよ」
と学生に伝えることもあります。

5．今後の人生

　看護師となって30年、思い返せば瞬く間に過ぎた時間でした。娘の障害は「人生」をどのように生きてゆくのかについて、考え方を根底から見直す契機となりました。私にとって仕事を続ける選択をすることは、それなりの覚悟が必要でした。しかし、私には自分自身のためにもこの道を選択しました。自分の仕事を続けたかったのです。きっと生きがいに近いものだと思います。今まで積み上げてきたものを諦めたくない気持ちもありました。これからも可能性があるかぎり、前に進んでいきたいと思っています。たとえて言えば、3歩進んで2歩下がるといった感じです。

　未来像を描けない部分もありますが、今のうちに準備しておかなければと思うこともあります。私と夫がいなくなった後の娘の生活を思うと心配です。今から考えていく必要があると思います。なるべく整えていきたいと思います。私の人生において、まだこれから先、大きな出来事が起こるかもしれません。例えば、大きな災害など、思いもかけないことが起こるかもしれません。未来は誰にも分かりませんが、今を生きる意味を確認することで、将来に向けて希望が生まれる気がします。

6．おわりに

　この娘ありて今の私があります。これまで娘に対し私自身ができたことがもっとあったかもしれません。これから先の人生に娘の存在はさらに大きな影響を与えるものだと思います。

　私がこれまで大切にしてきたことは、「相手の立場になって物事を考えること」です。これは、娘の療育に関しても同じだと思います。気持ちにゆとりがないときには、ひと呼吸おいて、「さあ、はじめましょう！」と自分にエールを送ります。

　さらに、講義や演習を通して学生たちに、これまで看護師として働いていた経験や、実践してきたことを、伝えていきたいと思っています。そのためにも、私自身が「看護」を自分の言葉で語れるように、これからも自己研鑽していきたいと考えています。

文献

ベナー看護論　新訳版　初心者から達人へ　パトリシア・ベナー　監訳　井部俊子　医学書院

F先生との出会いに感謝

福山平成大学 福祉健康学部健康スポーツ科学科 教授　中村　雅子

1．出会い

　これまで半世紀以上の人生の中で、本当に沢山の出会いがありました。短期間の出会いから数年間、それ以上の出会い、家族のように選択できない出会いもあれば、しっかり選択してきた出会いもありました。これらの出会いは、私自身の人間性や仕事内容、生き方等に確実に影響を与え、これからも与え続けると思われます。

　今回、『看護者に期待されるものシリーズ②この人ありて』の原稿依頼があった時、迷うことなくF先生が浮かびました。

　F先生との出会いは、40数年前、看護専門学校を卒業し、公衆衛生看護学科に在籍中のことでした。F先生は、当時国立大学の保健管理センターでカウンセラーをされていたと思います。その国立大学の体育会がカウンセリング講習会を企画し、外部の学生も参加でき、外部の学生として参加したことがF先生との出会いのきっかけでした。

　当時の私は、思春期以降からの自分探しに手間取り、家族にも悩みを抱え、カウンセリングの講義も初めてだった事等から、F先生の講義は衝撃的だったことを覚えています。それまでも、看護専門学校において、精神科や心理学の講義は受講していましたが、全く別物でした。多分、講義の内容だけでなく、F先生の考えや生き方に衝撃を受けたのだと思います。

　思春期以降からの自分探しに手間取りと書きましたが、私は、アイデンティティが未熟で、周囲の評価により自分の価値観を決めている状態だったため、自分自身に全く自信が持てないでいました。そのような状

態の中、カウンセリングの基本であるモラルや道徳観にとらわれず、「人をありのまま受容する」、「その人らしくいればよい」等の考え方にショックを受けました。F先生との出会い＝カウンセリングとの出会いでもあり、その出会いは、養護教諭として子供たちに、大学教員として学生たちに接する場合だけでなく、人として、家族、同僚、友人たちとの関わりにおいても、私の人間関係を形作る上での根幹の部分となりました。

２．F先生

　F先生は現在90歳で、ありがたい事に現在も現役でカウンセラーをされています。出会いから40数年間、私自身のスーパーバイザーとして相談にのってもらっているだけでなく、これまで勤務してきた教員対象の職場研修や、カウンセラーとして生徒や教員の相談など、お願いすれば必ず了承してくださいました。仕事の面だけでなく、養護教諭の仲間たちや友人たちとの食事会にも来て頂き、楽しい会話だけでなく、少し先を行かれる人生の先輩としての示唆も与えられてきました。会話の内容は、その時々の時世の出来事やご自身のこと等ですが、興味を持たれていることの中心は人間模様であり、人と人との関わりであり、様々な出来事をカウンセラーの視点でお話し頂きました。

　カウンセリングの対象も、F先生が大学の教員でおられた時には、青少年が中心で、本人やその家族、学校関係者だったと思いますが、キャリアや年齢の変化に伴って対象は変わり、青少年から成人へと変化し、現在は病院においての終末期患者等のお話も聞かれているようです。

３．Ｆ先生からの学び

　これまでの様々な相談や、お会いしてお話しして頂いた中で特に印象に残っている言葉は、「右手で仕事をしながら、左手でしっかり遊びなさいよ」です。これは、一例であり、内容が変われば、「表面上は上司の指示を素直に聞くふりをしながら、陰でアッカンベーをしてなさい」となります。

　このことは、物事をまじめに一生懸命やっても、報われる結果となる時ばかりとは限らないので、努力が報われなかった時やうまくいかなくなった時に、絶望や破綻を回避する考え方だと言われているのだと思います。ゴムひもを引っ張りすぎると切れてしまいますが、緩ませていれば長持ちするように、どこか気持ちの中に、遊び心やゆとりが必要だと言われているのだと思います。

　また、養護教諭時代に、納得できない人事に悩み、相談に伺った際、私が
「生徒達には、どのような相談をされても、しっかり相談に乗り、励ますことができているのに、どんなに歳を重ねても自分の事となると、些細なことで揺れてしまう自分が情けない」と訴えた事に対し、
「それが中村さんだからね」と笑いながら言われました。

　結局、できている自分だけでなく、できない自分も自分の姿として全部丸ごと受け入れなさいと言われているのだと思いました。

４．おわりに

　この頃、学生やいろいろな人の相談に乗っているとき、Ｆ先生に言われてきた様なことを言っている自分に気づく時があります。Ｆ先生との半世紀近いお付き合いの中で、自然に刷り込まれてきたのかなと思います。私自身はカウンセラーではなく養護教諭であり、現在は大学教員な

ので、カウンセリング力はF先生の足元にも及びませんが、そのほんの一部でも刷り込まれていたらありがたいと思っています。

　これからもF先生にはお元気でいて頂き、未熟な私の足元を照らし、進む方向を示してくださることを切に願っています。

私の「先達」

関西医科大学 大学院看護学研究科 博士後期課程　林　　由希

「先達」との出会い

　看護教員が集まったある会議で、初めて彼女に会った時の印象は、"話しやすくてしっかりしてそう"。その時は、さらっと自己紹介をした程度でした。当時の私は、病院の教育担当者として勤務しており、看護師や管理者の研修、シミュレーション研修、シナリオトレーニングを担当したり、大学の看護管理論や、看護協会の管理者研修の講義に行っていました。

　その後、数ヶ月経て彼女に会ったときに、互いに転職先を探していることが分かり、同じ大学に転職することになりました。教えることはしていましたが、看護基礎教育にどっぷりつかることは初めてだった私は、入社式、ファカルティ・ディベロップメント研修、担当する科目のシラバス作成、入学式、学生オリエンテーションと押し寄せるスケジュールの中で、張り詰めた一週間でした。

　一方、彼女は、臨床看護師としての経験の後に、看護基礎教育の教育経験も、複数の組織で勤務した経験もあり、新しい組織でのやり方をポイントを見極めて押さえている印象でした。彼女がキャッチした情報を、適切なタイミングで翻訳して伝えてくれたり、自分の所属領域内での動き方、他領域との協働の仕方、授業の組み立て方、実習室の管理運営方法などなど、数え切れないほどのアドバイスをもらいました。

「先達」に感じた力

　担当するコマ数が多くて忙しい中でも、私がスムーズに進めることができたのは、彼女からの支援によるところが大きいと考えています。それは、彼女のどのような力だったのでしょうか。

　看護教育者のコア・コンピテンシーとして、世界保健機関がNurse Educator Core Competencies 2016を発表しています。その日本語版によると看護教育者のコアとなる8つのコンピテンシーは、1．成人学習の理論と原理、2．カリキュラムと実装、3．看護実践、4．研究とエビデンス、5．コミュニケーション・協働・パートナーシップ、6．倫理的／法的原理とプロフェッショナリズム、7．モニタリングと評価、8．管理、リーダーシップとアドボカシーです[1]。確かに、彼女はこれらのコンピテンシーについて常に向上心をもち取り組んでいました。また、平野ら[2]は、新人看護教員の時期に自己の職能成長に影響を及ぼした看護教員の特性として、学生と看護教員の関係では、自身の持つ【指導方法の駆使】を心がけ、学生の【動機づけの促進】をしながら【学生を尊重する関わり方】をすること、【個の学生を理解する関わり】を意識し【学生の反応を待つ】とともに【学生集団を把握するための手段】も講じていることを明らかにしており、彼女の学生との関わり場面では、これらが見受けられ、私自身も大変勉強になったのを覚えています。さらに、平野ら[2]はモデルとなった看護教員が持つ特性として、【人格を重視】し【仕事に対する姿勢】や【周囲への影響力】を有し【論理的思考の基盤】を持つという4つのカテゴリーを挙げており、これらはまさに彼女が体現していた内容で、私が彼女を尊敬した理由です。

　しかし、私が彼女を頼りにし、自己開示しながら頑張れたのはこれだけではないように思います。そこで思い出したのが、「教育専門家として醸し出す雰囲気（Professional Learning Climate以下PLCと略す）」です。

　PLCは、「看護の教育的かかわりモデル」の構成概念の1つで、「専門

的な知識と経験に裏付けられ、効果的な患者教育の成果を導く、専門家に身についている態度あるいは雰囲気である」[3] と定義されています。具体的には、「熟練看護師による患者教育だと、他の看護師と同じようなことを言っているのに患者さんの反応が違う、患者さんが変わる」というような場面でみられる熟練看護師の醸し出す雰囲気のことです。PLCは看護の教育的かかわりモデルの中で、他の構成概念がより効果を発揮するための促進要因のような役割を果たし、PLCがないと知識や技術があったとしても効果的な患者教育にはなりにくいと考えられています。これは患者教育における学習環境、それも看護師という人的な学習環境の及ぼす影響について検討した研究の中で明らかにされてきた考え方ですが、看護教員と学生の間にもみられると考えられています。

　PLCには11の要素があります。これらは、患者さんのいい変化につながった要因として抽出されました。それぞれの要素と、彼女と私のやり取りや彼女と学生のやり取りを振り返ります。

　1）心配を示す

　　　PLCでは、患者の幸福と成長・発達への願いや望みを抱きながら、患者の心配事や困り事に対して看護師として心配していることを態度で表す[3] ことをいいます。

　　　彼女は、演習科目の準備の時に、私がスケジュールを自覚する前に予測して、物品購入申請用紙の書き方や事務手続きをスムーズに進めるコツを、押しつけにならない配慮をしながら伝えてくれました。

　2）尊重する

　　　PLCでは、患者と看護師としての関係の前に、人間対人間の関係として、患者の潜在能力に対して畏敬の念を持ち、患者の成長・発達しようとする努力に向けられる敬意の気持ち[3] のことです。

　　　授業計画を立てるときに、彼女は、私の前職でのやり方や様式を尊重し、基礎教育で広く用いられている方法を押しつけることはあ

りませんでした。

3）信じる

　PLCでは、病気とともに生きている患者一人ひとりがどこかに良くなりたいという希望や願いがあることを信じて関わること[3]を意味します。

　彼女は、演習科目の準備がギリギリになっても、"ここまでこだわりたい"という私の思いと準備が間に合うことを信じて、こっそりと周辺の準備をしながら見守ってくれました。

4）謙虚な態度である

　PLCでは、看護師は病態や治療上のことに関しては患者より詳しいとしても、生活者としての患者のことは一部分しか知りません。知識的謙虚さをもって患者と対峙することで、患者の努力や生活の知恵を聴くことがでる[3]と述べています。

　彼女は、私より多様な教授方法を持ち経験値も高いけれども、ディスカッションでは知的謙虚さを持って聞いてくれました。

5）リラックスできる空間を創造する

　PLCでは、患者が緊張感を和らげ、安心して感情を表出したり、落ち着いて自分のことを振り返ったり、看護師と打ち解けた対話をしながら今後のことを考えたりするために、リラックスできる空間が必要になる[3]ととらえています。

　彼女も常に忙しい状況でしたが、「忙しそうだから遠慮しよう」と思わせない振る舞いで落ち着いた態度を醸しだし、声の大きさや調子、言葉遣い、表情による配慮を違和感なくしていました。

6）聴く姿勢を示す

　PLCでは、看護師はまずは患者の思いを理解しようとし、看護師の内面に生じる主張や感情をコントロールしながら、一貫して聴く態度を継続して示す[3]と述べています。

　私が困り事に行き当たったときには、彼女は話を聴き、理解しよ

うとしてくれました。彼女が、適度な間を取ったり、聴く態度を一貫して示すことで、私は更に語ろうという気持ちになり、伝わるように話さなければと思い、思考が整理されていきました。

7）個人的な気持ちを話す

　PLCでは、看護師が個人的な気持ちを話すことで、患者は親しみを感じやすくなり、人間的な弱みなどを見せやすくなる[3]ととらえています。

　彼女はふとしたときに、自分の好みや大切にしていること、譲れない思いにつながっている思い出について、何気なく話してくれました。

8）共に歩む姿勢を見せる

　PLCでは、医療従事者が共に歩む姿勢を見せることは、病気とともに生きている患者にとっては、とても大きな励ましになり、安心感が得られる[3]としています。

　演習科目で、もう一捻り工夫をしたいとき、演習時間を増やすための段取りを考えたいときなどは、彼女は一緒に解決策を検討し、他の領域の備品を借用したり別の方法を用いるなどのアイディアを出してくれました。

9）熱意を示す

　PLCでは、看護師が熱意を示すことで、患者が看護師の言うことに耳を傾けるようになったり、行動を変えたりする[3]と述べています。

　彼女は、煩わしそうな態度を見せる学生や明らかに教員の話を聞いていない態度をとる学生にも、熱意を示し、分け隔て無く声をかけ続けていました。

10）ユーモアとウイットを言う

　PLCでは、医療者とのユーモアやウイットに富んだ会話は患者の気持ちをほぐし、患者は肩の力を抜いて、また新たに療養行動をと

る気持ちが芽生える³⁾ ととらえています。

　彼女は髪の色が規定より明るい学生に、「いい色しているやん。バイトのときには似合いそうやね。でもみんなの黄緑色のユニフォームに合ってるかな？」と声をかけました。

11）毅然とした態度を示す

　PLCでは、患者に合わせるだけでなく、時には専門家としての毅然とした態度を示すことが、結果として患者からの信頼を得て、感謝されることにつながる[3] と述べています。

　彼女は、授業中に隠れておやつを食べている学生を見つけたとき、講義内容を話しながら何気ない机間巡視のようにして学生のところへ行き、鋭く「何食べてんの。」と声をかけました。凛とした厳しさがあり、他の学生の背筋も伸びたような緊張感がありました。

　これらの要素は、彼女から自然に現れており、彼女の醸し出す態度や姿勢が、私の捉え方や反応に大きく影響していたのではないかと考えています。彼女自身にメンター的な役割を取ろうという意図があったかどうかはわかりませんが、彼女と私の相互作用の中で生まれていたものが、意味を得た効果として私の適応や伸長につながっていたのではないでしょうか。

　彼女がいたからこそ、当時の1年間を大過なく過ごすことができました。彼女のすごさを感じてから、自分の立ち居振る舞いにより気を遣い、言葉をより慎重に選ぶようになりました。彼女の前に立つと、襟を正すような緊張感がありますが、いつかまた一緒に働きたい。彼女からの支援と学びをいつか返したい。そのためには自分が成長しなければ。それが私の原動力になっています。

　私が成長できたら、当時の彼女はどのように思っていたのか、話してみたいです。

引用・参考文献

１）World Health Organization, 聖路加看護大学訳（2016）Nurse Educator Core Competencies 2016,
http://university.luke.ac.jp/about/project/jgl9rh0000003fz6.html（2019.12.6 閲覧）

２）平野加代子, 清水房枝, 伊津美孝子(2010) 看護教員の職能成長におよぼす要因の認識　モデルとなった看護教員の特性, 三重看護学誌, 12, pp.53-58

３）河口てる子編（2018）熟練看護師のプロの技見せます！慢性看護の患者教育－患者の行動変容につながる「看護の教育的関わりモデル」－, メディカ出版

恩師からの教え

前 福山平成大学 看護学部看護学科 講師　藤井小夜子

1．恩師との出会い

　高等学校を卒業して看護師になるため短期大学に入学しました。そこで担任の教員としてまた、基礎看護学の講義・演習の担当として出会った恩師の教えについて振り返ってみます。ここでの演習の授業内容は実習室で行われる教員によるデモンストレーションをはじめ、学生が看護師・患者を通して展開する学内演習でした。基礎看護学の演習において、準備から後片付けまで徹底的に教育されました。この教育方針こそ、看護師になってからも身についた教育でした。現在、私達同級生はいろいろな立場で仕事をしていますが、今なお変わることのない普遍的意味を持つ教育であったと絶賛しています。

2．恩師から受けた教育

　18歳で高等学校を卒業して医療、まして看護ということは何一つ知識がない私達は鮮烈な経験をすることになりました。基礎看護学の看護技術の演習は何よりもきびしいものでした。ベッドに学生が3人一組となり演習をします。ベッドメーキングは初めての経験でした。当然その前に講義は履修済みでしたが、準備は学生達で実施しました。まず教科書を見ながら準備物品を置いていきます。ベッドメーキングをするためには、シーツを置く順番があります。どの順番で実施するかを考えて準備します。順番を間違うと無駄な動きをして時間を要してしまいます。

　必死で考えて準備してから教員の実施するベッドメーキングを見て、

その後グループで２人一組になり実施しました。教員のようにはうまく
いきませんでした。毎回演習が始まる前には必ず戸棚にしまってある
シーツを出し、ベッドメーキングをします。毎回なので自然にコツも覚
えてうまくなっていきました。もちろんシーツのたたみ方も毎回するの
で覚えた通りにできるようになりました。この方法は学生が新知識を修
得する時に、既習学習を用いることでした。それは教員にとって学生の
既習学習に配慮した指導をしたことになります。演習の項目は毎回違っ
ていくので、毎回講義で学習した物品を準備して演習に臨みました。演
習は学生が物品を準備し後片付けまでやり終えなければ終了したことに
はなりません。例えば、カテーテルなどを使用した演習の場合、カテー
テルを元の棚に片付けるまでが演習なのです。洗って干して完全に水分
をとり、次にすぐ使用できるようにしておくことです。そこで不良品が
あれば交換も必要です。そこまでが実施した者の責任であることを指導
されました。いい加減な片付けをして学生全員呼び出され、もう一度片
付けのやり直しをしたことがありました。指摘されて本当にいい加減な
片付けであったことがよく分かりました。それ以後二度とやり直しをす
ることはありませんでした。このことは看護師になってからも変わるこ
とはなくやってきました。それはチームで働く上で大切なことでした。
次の人のためにすぐ使用できるようにすることは当たり前であり、やっ
ていない人がいると時間に無駄が生じます。準備も実施する内容を考え
て準備物品を揃えること。準備物品が揃っていないと患者に迷惑をかけ
ることになるし、時間のロスに繋がります。

　こうして、最初に受けた教育が看護師としてもまた、教員としても生
涯を通して身に染みつく習慣となりました。今そこまでの教育がなされ
ているでしょうか。

　恩師は教育者として、学生をある意図に基づいて変容（発達）させる
ように教育していました。教育は教える側と教えられる側の、人と人の
間で行われるものであり、教える側の教育観や個人のもつ信条・感情に

影響される面もあることから恩師の教育観が演習での教えになり、教わる側は終生それを持ち続ける。そうした覚悟を持ち、教壇に立っていたと今振り返って思います。

3. 教員としてのあるべき姿とは

教育現場で30年余りの時が過ぎ、教員としての最後の年になりました。教員としてまだまだ未熟であり、感情に流されていたところもありました。これからは学生の変容を長い目でみていきたいと思っています。きっと恩師もこのような思いで見守ってもらっていたような気がします。同じ立場になって初めて分かることがたくさんあったので、年賀状に一言添えてあった「教員としての心構え」は励みになっていました。私もそうあり続けたいと思っています。

最後になりましたが、論文執筆について大学院でご教授いただき、また、このような機会をいただきました福山平成大学名誉教授　橋本和子先生に深く感謝致します。

文献

1）髙谷修：看護学生のための教育学　改訂3版、金芳堂（株）2013

2）藤岡完治：看護教育の方法　医学書院　2002

3）杉森みど里　舟島なをみ：看護教育学　医学書院　2012

4）田島桂子：看護学教育評価の基礎と実際　第2版　医学書院　2011

人生 "最強の人" との出会い

四天王寺大学 看護学部看護学科 教授　藤原　尚子

1．ふたりの恩師との出会い

　今までの人生を振り返ってみた時、ふたりの恩師の存在が大きく影響していると感じています。人との出会いは、今の私の存在を支えてくれているとともに、勇気を与えてくれる『Lucky chance！』であったと思います。この出会いがなければ、今の私は、どのような人生を歩んでいたのでしょうか。私の人生に影響を与えてくれたふたりの恩師との出会いについて紹介します。

　ひとつ目の出会いは、長年病院勤めをしていた私に、ある日「専門学校で看護教員になってみない？」と声をかけてくれた看護学生時代の恩師です。もともと看護学生の育成に興味を持っていたため、躊躇しながらも話を聞いていくうちに、私でもできるような気がして "やってみよう" という言葉が胸の中に拡がり、看護教員としての第1歩を踏み出しました。病院を辞める時は、相当な決心が必要でしたが看護教員となってからも山あり谷あり、なかなか思うように進まず苦労の連続でした。そんな私に、恩師は「大丈夫、あなたなら乗り切れる」と、いつも微笑みながら話してくれました。その言葉は、くじけそうな私の背中を後押ししてくれたような気がして、踏ん張れる力が湧いてきました。さまざまな失敗や挫折がありました。"もうやめようか"、"教員はむいていない" と思うことが多かった時に、私を見かけては声をかけてくださり、「誰もがすぐに、なんでもできるわけではないのよ」「時間がかかるかもしれないけど、あなたなら、きっとできるわ」と母親のような温かい眼

差しで、微笑みながら伝えてくれました。この言葉を聞いて、なんだか肩の力が抜けて、柔軟な考えをもてるようになりました。すると、行き詰っていた考え方も吹っ飛んでいき、前向きに物事を捉えられるようになっていきました。残念ながら数年後には、家庭の事情により職場を去ることになりましたが、恩師との出会いは一生忘れられない出来事となり、私の心強い応援団長からの人生へのメッセージをもらった貴重な経験であったと言えます。

　ふたつ目の出会いは、大学で教員になるために大学院へ進学してから出会った恩師です。やさしい中にも厳しさがあり、必ずフォローしてくれる偉大な人です。私がしてきたことに対して、決して否定はせずに、「なんでそう思ったの？」「これはどういう意味なのかしら…」「ちょっと説明してくれる」など、私が考えてきたことに対して、そのプロセスをいつもゆっくりとした口調で聞いてくれました。緊張していた私も聞かれると落ち着いて説明ができ、思考の整理や考えの間違いにも気づくことができました。時には怒られることもありましたが、必ず、「こう言うことなのね」と私の言ったことに対して、言い方を変換して復唱してくれたり、言いたいことを強調してくれるなど、常にフォローの姿勢で関わってくれました。特に緊張が高いプレゼンテーション時には、お茶とお菓子を用意してくださり、一息ついてから始めてくれました。それにより、自分の考えを表現することができ、"頑張って、やっていこう"という前向きな気持ちを呼び起こしてくれました。長く辛い道のりでしたが、自分の成長を実感できるとともに、人に支えられ成長してきたことに対して、人への感謝の気持ちを忘れることができない経験となりました。

２．最強の人と思えた瞬間

　今、振り返るとふたりの恩師の関わり方は、私の力を最大限に引き出す指導法であったのではないでしょうか。何気なく、穏やかに話をしながら、相手に言いたいことをまとめさせることは、簡単にはできないことだと痛感しています。ふたりとも普段は物腰が柔らかく、腰の低い人柄であり、学生時代は "偉大な先生" という認識までに至りませんでした。

　しかし、歳を重ね様々な経験をしていくうちに、このふたりの恩師の教えを思い出し、今の私の仕事に段階的な変化をもたらしていることに気づきました。それは、私が学生を指導する時に同じような姿勢で関わっていることです。私がしてもらったことを次世代に引き継ぐ、"なんて素晴らしいことなのでしょう" 気づかないうちに恩師の存在が、私の人生の目標になっていたのでしょう。これぞ!!最強の人と思えた瞬間でした。

３．人生の中での決心

　カナダ出身のアルバート・バンデューラ（Albert Bandura）が提唱した「自己効力感」という認知的要素を取り入れ、学生自身が『やる気になってもらえる』、『やる気を引き出す』ことを最重要視しながら、学生が物事に対する期待や自信が持てるような関わりができるよう、ふたりの恩師の背中を目指して歩み続けていきます。これまで、身をもって経験してきたことを『教え』として心に刻み、残りの人生にも活かしていきたいと思います。

大切な人々に感謝

寺岡記念病院 看護部　持田　容子

　人との出会いは、いつの間にかその人の生き方に影響を及ぼしていることがあります。いろいろな人と出会ってきました。そして今、看護師として、日々、患者さんと向き合っています。患者さんとどう向き合うか、それは永遠の課題です。

　私が自分なりに大切にしていることは、「患者さんに寄り添いたい」ということです。

　看護の資格を取得して、最初に配属になったのは、外科病棟でした。

今でも忘れられない患者さんとの出会い

　患者さんは肺がん末期の65歳の方でした。状態の悪化で腹水が貯留し、入院されました。これまでも何度か入退院を繰り返した方だったので、状態が悪いといっても日常生活が自立していたため、今回も治療後に退院できると思っていました。しかし、日に日に疼痛が強くなり、麻薬が開始となり、食事が摂取できなくなりました。

　奥さんには医師より気管内挿入を行うかどうか説明されました。呼吸状態が悪化したと申し送りはありましたが、訪室すると患者さんは明るく、「苦しくない」と笑顔で話をされるのを見て、少し安心した気持ちで部屋を出ました。その時、ふと気管内挿管の話を思い出し、もう一度ドアを開け、奥さんだけを呼んで「先生から管を入れる話をされたみたいですけど・・・・・」と軽い気持ちで尋ねると奥さんは泣き崩れてしまいました。私は「しまった、聞かないほうがよかったかも」と思いましたが、奥さんは「苦しいのは分かっているけれど、自分一人では決める

ことができない」と話されました。これまで奥さんの思いを理解しよう
としなかったことに初めて気づきました。「奥さんがこんなに悩まれ苦
しんでいらしたのに、わかってあげられなくてすみません」というと、
「私なんかより、あの人のほうがきつくて苦しんだから」と言われる奥さ
んに、「そばにいる奥さんも、別の意味で同じくらい苦しいですね」と話
しました。あとから振り返って考えてみると、夫が亡くなることが奥さ
んや家族にとってどんなに苦しくつらいものなのか、看護師であれば家
族の思いを理解することは当たり前のことなのに改めて考えさせられま
した。

「皆さんに支えられ、入院生活は充実していたと思います」と奥さんは言
われました。きっと奥さんも、もう長くないと思われた言葉だったと思
います。そして、最期が近づいていることを聞かされたある日、休日に
患者さんと奥さんに会いに行きました。奥さんは初めて病気が分かった
一年前のことから話されました。「はじめは、何で私だけこんな思いを
しなければならないのかということだけしか頭になかったの。けれど、
この一年で自分の気持ちも変わりました。いまだに全部を受け入れるこ
とはできないし、今でもまた元気になってくれるって思っていたりする
けど、今流している涙は、去年流していた涙と全然違う。一日何もなく
ても無事にすぎることや、あの人の近くにいられることが幸せだって感
じることができました。あまり話をする人ではなかったけど、話をしな
くてもお互い同じ気持ちを感じることができたの」と話されました。私
は奥さんに「今までお話を聴いてあげることができなくてすみません。
奥さんの立場を考えれば、どんなにつらい気持ちでいるのかすぐに分か
るのに」と伝えたら、「きっと去年は優しい言葉をかけてくれても、私
はやさしさに気づかなかったと思うし、素直に話はできなかったと思う
の」と言われました。この言葉を聞き、これまで終末期の患者さんやご
家族に自分は何もできていなかったことを反省しました。

父の背中に感じた力

　私が勤務している病棟で父は最後を迎えました。父は、肺癌で入退院を繰り返していました。最後は病院で静かに亡くなりました。死後、父の遺書の中に、死について「運命に逆らえない」「この世には、もういない」など、死を静かに受け入れている様子が記載されていました。また「心配をかけた」「みんなに迷惑をかけた」「ありがとう」など今までの人生を振り返り、感謝の気持ちだけを書いていました。寿命が長くないことを宣告されることはどんなに辛いことだったかと思いますが、キュプラー・ロスが死の受容過程で述べているような、否認と孤立・怒り・取り引き・抑うつの過程を、私たちの家族の前では態度にしませんでした。決して取り乱すこともなく、強い人だと思いました。父は決してスムーズに事実を受け入れた訳ではなく、やりたいことも沢山あっただろうと想像します。しかし、この世を去らなければならない悔しさを抱えながらも、母と私たちのために身近を整理してくれました。残り少ない時間を家族のために思い費やしてくれた父を誇りに思います。私が看護師を目指すようになり、父は「やってみなさい」と後押ししてくれました。父がいてくれたことで、どんなに心強かったかわかりません。看護師になり様々な人との出会いがありました。

　その父が「人に感謝される仕事だね。続けていきなさい。」と言われ今も看護師として働いています。

スタッフみなさまに感謝する言葉

　50歳を過ぎ、いままで忘れたことのなかった「結婚記念日」もすっかり忘れていました。日勤で遅くに帰って、主人に「今日は結婚記念日だね。」と言われそんな自分にショックを受けました。
「楽しく働ける職場を作る」を目指し、暗い表情のスタッフに声をかけま

した。スタッフの士気を落とさないように、この病棟ならがんばれる、と思ってもらえるように心を砕いて働きかけました。そして、思いが届かないまま入院生活がスタートしました。潰瘍性大腸炎と診断され、主治医より、手術適応だと診断されました。入院生活は、身体的にも精神的にも本当に苦しい思いをしました。

「もう職場復帰はできない」等の思いもあり不安な入院生活でした。

　入院して手術せず、自宅に帰ることができました。

「入院したことで医療・医師・看護師の重要な支えを再認識した。医療者の人間性を感じた」「職場や友人の支えに感謝の気持ちが増大した」「家族の支えの大きさを実感した」「後輩に看護のことをもっと伝えたいと思う気持ち」等があります。

　入院していつ手術するのだろう「病気は落ち着くのだろうか何とも心細い不安定な気持ち」でした。

　個室のため、一人でいることの寂しさや孤独を感じていましたが、看護師さんに話をするだけで不安は軽減しました。看護師が果たす役割は大きいものがあります。

　しかし、忙しく働いている看護師さんに話かけることはためらいが強かったのが事実です。

　実際に多忙な看護師さんにとって、業務を滞りなく成し遂げながらメンタル面への配慮は、大きな課題の一つであるのではないでしょうか。

　痛みが強く、身の回りのことができなくなり、清拭など、ケアは素早く、羞恥心を配慮したケアを行ってもらい、改めて看護師の存在の大きさ・重要さ等を味わった期間でした。

　病気になり、医師・看護師さんを心底信頼でき、人間性に魅かれたこと、複数回にわたる説明できっちり情報を得られたことやインターネットで得た情報、選択できたこと、自己決定したこと等、良かったと感じたことが多くあったため不安の要素が少なくなったと思います。

　いま、痛みのない普通の生活ができることに感謝する毎日です。多く

の専門職の方々の知識や技術、人間的魅力が一丸として与えられ、職場や友人の支援があり、家族の支えがあったからこそ乗り越えたのだと、ありがたく思っています。

～橋本和子先生の足跡を辿るがごとく～

高知大学 医学部看護学科 教授　森木　妙子

　私が誕生した昭和36年は、看護大学が全国で２校（高知女子大学と東京大学）という少ない時代でした。橋本先生は、その年に高知女子大学衛生看護学科に入学され、看護の世界に足を踏み入れられました。私より18歳先輩になります。そして私自身も昭和55年に同大学に入学しました。橋本先生の専門分野は看護管理学であり、平成７年には看護学博士号、平成13年には社会学博士号を取得され、看護管理への情熱とバイタリティは高知を超えて、日本全国へ発進され続けました。

　私との出会いは、橋本先生が四国地方医務支局の専門官であられた頃に、群馬県から徳島県への私の転勤がきっかけでした。私は関東ブロックから四国ブロックへの転勤が叶い、徳島で働くことができるようになりました。先生のおかげです。週末は実家に帰省も可能となり、田植えや稲刈り、畑仕事も手伝えるようになりました。徳島では阿波踊りを学生と踊り、年２回の学校のワックスがけや草引きに奮闘し、学生とともに汗をかいた思い出があります。また学校周辺の草が草刈り機で刈れるくらい長く伸びており、それを学生に草引きさせるのは心苦しい。何とかしようと病院から草刈り機を借りて自分で刈りました。私は前代未聞の教員であったようです。まだ20代であったため病院の職員の方に驚かれ、くれぐれも草刈り機でけがをしないようにと念押しされました。私が変わったことをするので、東徳島病院のたくさんの職員の方と話をする機会を得まして、そのとき「出身は、高知かね。橋本和子先生も高知の人、・・・」と、病院職員さんと話をするたびに、橋本先生の話題が出てきました。橋本先生のお人柄を徳島の方に教えてもらい、「豪快で、明るく、人を大事にする。面倒見が良く、周りに輪ができる。頭の回転

が速い。」という印象でした。先生には人を引きつけるオーラがあり、魂がくすぐられるのです。トップリーダーの資質としてコミュニティの構築、ナビゲータの役割を獲得しておられ、周囲のものを安心させるパワーを持ち備えておられました。東徳島病院附属看護学校は、橋本先生が以前に教育主事として着任されていた場所であり、私もそこへの赴任でした。先生と同じ高知出身というだけで、私は学校や病院の多くの職員の方とコミュニケーションがとれ、橋本先生の存在の大きさを感じた徳島時代でした。

　そして結婚を機に、高知に戻り国立高知病院附属看護学校に赴任しましたが、やはり橋本先生が教育主事をされておられた職場でした。

　先生は平成４年から、厚生省本部の保健医療局看護専門官になられました。平成６年には、高知医科大学に戻られ、医学部への看護学科新設に向けてご苦労され、平成10年に開校が実現しました。平成15年からは看護学科長になられ、私も橋本先生と一緒に、大学教員として働けることを夢見て、修士課程に進学し準備を始めました。学際的視座を持ち看護を語れるのか、看護教育における理論知を蓄えられたか、考える力、分析－洞察力、創造する力を身につけられたかなど、常に教育観と向き合いながら、私は平成16年に大学教員として高知大学医学部看護学科基礎看護学講座に着任しました。基礎看護学講座で２年、成人看護学講座で２年ご一緒でき、夢がかないました。先生の仕事の補佐でハワイ大学と高知大学との交流研修へ行ったことや、教員会議でのひきしまるような挨拶は、気持ちが凛としました。また高知大学看護学会誌、全国看護管理・教育・地域ケアシステム学会看護・保健科学研究誌、インターナショナルNursing Care Research、キャリアと看護研究など数々の雑誌を創設されました。私も研究論文をいくつか投稿させていただき、公表することができました。

　橋本先生が福山で看護学部長になられてからも、「これからの看護学概論」、「これからの看護倫理学」の著書の編集に一緒に関わらせていた

だいたことが忘れられません。先生の御自宅へ何度も伺い、打ち合わせを重ねました。そのうちご主人にお逢いするのも楽しみの一つになり、ご挨拶を交わす程度でしたが、温かく、優しくて、居心地の良い時間を、御自宅で過ごさせていただきました。ご主人はお花や植木が大好きな方で、帰りにはいつもお花を持たせてくださいました。それを研究室に飾っては、癒されておりました。

　私は、現在高知大学医学部看護学科の基礎看護学講座で教員を続けております。学部卒業生1,218名（2019年10月時点）、修士修了生は189名となり様々な分野で活躍しております。橋本先生が育てられた卒業生が准教授や講師となり、本看護学科を支えております。

　良い人材を社会に送り出し、さらに大学教員として戻ってきてもらう循環が大事であり、卒業生の成長が、看護学科のさらなる発展に結びつくと考えます。橋本先生が平成14年に大学院修士課程を立ち上げました。毎年ですが看護の修士課程は、定員を超えて入学生が入り人気です。高知大学の経営にも大きく寄与しております。

　高知県の看護現場の人たちにとって、敷居を低くして受け入れ、看護の専門を学ぶ場として活用いただき、新しい考え方に気づいたり、変革の場として自己研鑽できる教育を貫く修士課程でありたいです。博士課程の創設も遠からずですので、橋本先生にお元気で見守っていてもらいたいです。私のこれまでは、橋本先生の足跡を辿るがごとく共通点がありました。これからは、師匠の足跡を超えるがごとくです。

出会い・巡り逢い

特定医療法人社団宏仁会 寺岡整形外科病院 看護部長　山下　文子

大切な人と大事な人

　人との出会い、チャンスとの出会い、言葉との出会い、この３つの出会いで人生は変わるのではないでしょうか？

　人生における人との出会いは様々です。

　人生において、自分を幸福に導いてくれた大事な「人」、自身の人生に影響を与え、学びを導いてくれた大切な「人」・・・

　「大事な人」は「価値ある人として、大切に扱う人」、「重要で欠くことのできない人」、「ある物事の存否にかかわる人」という人のことであり、一方、「大切な人」は「もっとも必要であり、重んじられる人」、「重要な人」、「丁寧に扱って、大事にしている人」というような人の事と想像します。

１．大事な人との出会い

　絵の街、坂道、港町と謳われる風光明媚な街で育った私は、幼いころ、偶然手にした１冊の絵本をきっかけに看護の道に進むことになりました。

　看護を生涯の仕事と決めた17歳の夏！40数年間ひたすらに歩んできた看護の道を後進に督し終焉を迎えようとしている今！本当に多くの人との出会いがあり、教えられ、導かれ、助けられ、今と言う時を迎えました。タダタダ、ナイチンゲールに憧れ、なんの覚悟もなく、看護については何も知らずに、看護師になりたい思いだけが先行していた時に出

会った一人のシスター・・・彼女はイタリア人で看護師の資格を持ち神に仕える笑顔の素敵な、心優しい女性でした。シスターの教えは「看護の意義は人に寄り添い、看護師自身が成長し続けること」と教えてくれた大事な人です。「人に寄り添う」ということが、どんなに大変で難しいことか・・・看護の語源は、いつくしみの心をもって見守り、育み、護り、育てることと記載されています。本来看護は、我が子の額の熱に驚いた母親が小川の水で額を冷やした母性本能から端を発し、幾多の時代の流れの中で近代看護へと発展しました。

　近代看護教育の生みの親でもあるナイチンゲールは、看護の覚書の中で、「看護は病気ではなく、病人をみる」と言い続けています。

　近年の医療現場は、医療技術が複雑・スピード化しチーム医療の浸透により医療業界でのIT化は重要なテーマとなっています。最先端の医療技術や電子カルテなどのITが導入され、疾病構造は複雑になり、治療や看護は標準化・効率化されつつあります。最適な治療や看護は重要ですが、置き去りにしてならないのが、不安や怖さを抱えた「患者」です。標準化・効率化の時代だからこそ、看護師の患者さんに寄り添う力が必要になっていると考えます。

　40数年前、看護の世界に踏み出したとき、看護の基本を教え、導いてくれた大事な人。今は、思い出の中でしか会うことが出来ない大事な人の教えを時として想い起こし「人に寄り添い、話が聞ける」看護師の育成に精進している私です。

２．大切な人との出会い

　幼いころ訪れたお寺の本堂に掲げられていた一枚の額・・・「一期一会」の４つの文字に、強烈な印象を受けたことを今も記憶しています。この世に生を受け70年を迎えようとしています。日々多くの人とのご縁、「一期一会」の出会いがありました。

　「一期」は人が生まれてから死ぬまでの一生を意味し、「一会」は唯一唯一度の出会いを意味すると聞きます。一回限りの出会いの話だけではなく、たびたび顔を合わせる相手でも、今日、この時間に出逢うのは人生のなかでその瞬間一度限りであるとも言えます。

　生来の頑固者の私は、自分が思った道は何としても進んでいく性格でした。

　19歳のその年、以前から憧れていた海外留学を決心しました。行先はイギリス・ロンドンです。ナイチンゲールに憧れ、功績に触れたい思いから、7月の本当に暑い夏の日、羽田空港からアンカレッジ経由でロンドン、ヒースロー空港までの18時間の長旅を経験しました。

　ロンドンではまず、ナイチンゲール博物館を訪問しました。ナイチンゲール博物館はロンドンのサウス・バンク、セント・トーマス病院の敷地内にある博物館です。博物館では、ナイチンゲールがクリミア戦争で使った薬箱やランプ、看護服などの実物、そしてさまざまな書籍や写真等憧れのコレクションを見ることが出来ました。コペンハーゲンの街を訪れ自転車で観光し、そのころ、まだ珍しかった東洋人を道行く人たちの好奇の目で眺められながらも見知らぬ街の風景を楽しんだこと、真夏の北欧を訪問し沈まぬ太陽、一日中降り注ぐ陽、訪れることがない夜、昼と夜との区別がつかない白夜を経験しました。眠くなったら眠り、お腹がすいたら食べる。でも今食べたのは何ご飯？等、ここでの多くの人との出会い、学び、経験したことは今の私の財産です。

　帰国し、患者に寄り添い自身を成長させたい思いから、民間病院での勤務を始めました。日々の業務を行う中で“何かが違う”看護への違和感を思っていた頃、出会った一人の男性に背中を押され、看護学校に再入学しました。ロマンチックな出会いでもなく、運命的な出会いでもなく、背中を押されたその人が私の生涯の伴侶となった大切な人です。頑固者で反抗精神旺盛な私！厳しくも優しい態度で受け止めてくれる主人！結婚生活も47年が過ぎました。結婚当時はバブル期で、世の中が動

いていることを実感することができました。船舶衛生管理者の資格を持っていた私に突然訪れた海外航路の勤務依頼。迷っている私に「経験してみたいんだろう?」と私の胸の内はバレバレです。"互いが、互いを思いやる夫婦"とよく耳にしますが我ら夫婦は、主人が私の気持ちに反応し、思いやり、助言し、導いてくれるという一方通行の夫婦ですが掛け替えのない大切な人です。

　年齢を重ねた今、互いが意地っ張りになり、忘れやすくなり、愚痴っぽくなり、以前に比べ口論することも多くなった私たちですが、原点にある互いに寄り添い、思いやり47年前に植えた"夫婦"という名の花がいつまでも咲き続けたいと願っている昨今です。

3．出会い・巡り逢い

　一期一会の類義語に「邂逅」という言葉があります。思いがけない出会い、巡り合いを意味します。

　一期一会という言葉は日常的な会話の中でも使用するようになっていますが、元々は茶道の心構えとして生まれた言葉です。「一期一会」、一生に一度の出会いという意味だけでなく、一生に一度きりであるために、その時その瞬間を大切にするという意味も込められています。人は互いに支え、支えられ時を過ごします。

　出会った瞬間・巡り合ったその時の一人一人を大切な人とし、素敵な邂逅できたらと期待します。

Turning Points in Life

大手前大学 国際看護学部 講師 横田 知子

はじめに

　看護学生は初めての実習で、対象者を知るためのコミュニケーションを学びます。教室ではチャイムが鳴ったことが分からないほど大きな声で話している学生ですが、実習では消えそうな声で懸命に患者さんに話しかけています。緊張をしている学生に対して患者さんは、自身の子供の頃の話など、学生の『コミュニケーションを図りたい』という気持ちに答えようと相手をしてくださっています。学生も次の日に話す話題を一生懸命考えてきます。実習指導教員として基礎看護学実習Ⅰに立ち会うと、互いに相手を思いやりながら会話をしている患者さんと学生を目の当たりにし、看護を学びたいと思った看護学生の頃の気持ちを思い出します。私が看護に関わるきっかけを与えてくれたことなど、人生の転機となった出来事について述べたいと思います。

終末期の患者さんと使命感

　「何になりたいかなんて分からない。」、私も悩みながら高校生活を過ごしていました。ただ、高校３年生になると進路を決めなくてはなりません。そこで、母親に勧められたのが、手に職という理由の看護師でした。入学当初、あまり看護師には興味はありませんでした。２年生の夏休み、アルバイトで病院の看護助手をした際、肺癌で終末期の50歳代の男性患者さんと接する機会がありました。その患者さんは、骨転移による全身疼痛、胸内苦悶もあり、頻回にナースコールを押し、看護師に

怒鳴ることもしばしばありました。何も分からない看護学生にとって、ちょっと怖い患者さんでした。しかし、指導者と一緒に清潔の援助に入った際、「学生さん。よー見とけやー。この看護婦はプロやからな。」と言われ、恐々と清拭をしたことがあります。しかし、その患者さんは学生の私には怒鳴ることはありませんでした。昼からは、その患者さんとコミュニケーションを図るように指導者に言われ、戸惑いながらも訪室しました。患者さんは、今までの自分の人生や、看護師の良し悪しについて話してくださいました。そして、アルバイト最後の日だと伝えると、「ありがとな。頑張れよ。」と手を握ってくださったのを覚えています。何もしていないのに「ありがとな。」の一言がうれしかったことを覚えています。この患者さんとの出会いが、私に使命感を与え、将来の仕事として看護師を目指す動機に繋がった出来事であると考えます。

アメリカ人学生と留学の決意

　日本で看護師をしているのだから、英語なんていらない。私は、中学生の頃から英語が苦手でした。私が臨床で看護師をしていた頃は、外国人の患者さんに会うことは稀で、英語を日常生活で使う必要性は全くありませんでした。しかし、臨地実習指導者として学生指導に関わるうちに、自分の知識不足を痛感し、大学院への進学を考えました。大学院で、アメリカのシアトル州立大学への短期研修の機会がありました。私は、シアトルといえば、スターバックス１号店へ行こうなど、安易な気持ちで参加をしました。しかし、大学院教授からのアメリカの医療についての講義を受けました。部分的に通訳された内容しか分からないため、意見交換に参加することができませんでした。そんな時、"Can you speak English?"と隣のアメリカ人学生に聞かれました。私が"No."と答えると、それ以降質問されることがありませんでした。しかし、講義の内容は部分的にしか分かりませんでしたが、知っている内容も多くあ

りました。英語という言語を自分の力にすることができれば、幅広い看護の勉強や研究に繋がることを実感しました。アメリカの研修で意見交換に参加できなかった悔しさが、私をアメリカ留学へと導きました。

"It is your character!" が国際看護へ

アメリカでは、韓国、北朝鮮、中国、台湾、マレーシア、メキシコ、イタリア、ロシア、インド、トルコ、アラブ諸国など様々な国籍・人種の人々と出会いました。まず、語学学校に入学し、英語を勉強しました。語学学校は、英語だけではなく、様々な国の文化を知る機会となりました。語学学校の教室や食堂には、'English Only' と書かれ、もし英語以外の言葉を話すとペナルティがありました。つたない英語力を使って、コミュニケーションを図っていました。語学学校で出会った様々な国籍や年代の人々のおかげで、多様性を実際に体感することができました。

語学学校を卒業後、看護学科へ入学しました。アメリカと日本の看護教育の相違を実際に体験し、多くのことを学びました。その中で、ある看護学科の先生に、「言語で知識力を判断する人もいるから、ネイティブと同等の英語力を身につけなさい。」と助言を受けました。確かに、日本でも日本語力でその人を判断することもあります。そのことをクラスメイトや、ホストマザーに相談すると、"It is your character!" と言われました。そして、「ネイティブの真似をする必要はないし、その発音や言葉は、その人自身を表すものだから自信を持てばよい。」と言われたのです。私は、その言葉をうけて、自分の英語力に常に不安と恥ずかしさを持ちながら、実習や講義に参加していたことに気が付かされました。そして、その自信のなさは、患者さんにも伝わるのだと気づいたのです。

アメリカで基礎看護学実習を実施していた際、アメリカ人患者さんに、担当を拒否されたことがありました。臨地実習指導教員から、「患者

さんから、痛みが強くなったため、安静にしたいと希望があった。」と説明を受けました。半日担当をしただけだったので、あまり気にかけていませんでした。しかし、その頃の自分の態度を振り返ると、英語力が不安で、声も小さく、会話も少なかったことに気が付きました。

　産婦人科実習では、メキシコ人の妊婦さんを担当しました。その患者さんの英語力は、単純な単語を用いて会話する程度でした。そこで、絵や写真など視覚的にわかる資料を用いて、意思疎通を図りました。最初は、英語で話しかけるだけで不安な表情を示していた妊婦さんが、意思疎通を図ることで、笑顔が見えるようになりました。私自身が、英語力に不安だからこそ、言葉が通じないことで拒否される怖さが理解できました。特に、医療機関を受診している患者さんは、生命の危機を感じています。だからこそ、英語力だけではなく、相手を受け入れる思いやりが、国際看護には重要であることを実感しました。

思いやりは人に力を与える

　人生の転機は、その人が人との出会いをどのように感じるかであると思います。出会った人との出来事が心に残るかは、自分の気持ちしだいではないでしょうか。心に残る言葉や、人生の転機になった出来事を振り返ると、思いやる気持ちが含まれているからこそ、私を動かしたのではないかと考えます。アメリカで看護学を学んでいた頃のクラスメイトは、「アメリカは様々な国籍の看護師が働いている。言語は伝わることが重要であって、Satokoの英語は伝わるのだから自信を持てばよい。」と励ましてくれました。勿論、看護のプロフェッショナルとして仕事をするのだから、英語力の向上は必要であり、私の課題であると考えます。しかし、クラスメイトやホストマザーは、私という個人を受け入れ、思いやりと共に励ましてくれたのだと考えます。

　アメリカ留学では、様々な価値観を学びました。当たり前のことが、

当たり前ではなく、差別をされる不安や、受け入れられるのではなく、まず自分が相手を受け入れることが大切であることを学びました。そして、多くの人の思いやりに感謝をしています。これからも、人との出会いを大切にし、思いやりが人に与える力を看護教育で伝えられたらと思います。

「**看護者に期待されるもの**」シリーズ②

この人ありて

2020 年 4 月 30 日　初版発行

監　　修	山下　文子	
編　　著	橋本　和子	木宮　高代
	田村　美子	檀原いづみ
	藤井小夜子	

発　　行　**ふくろう出版**

〒700-0035　岡山市北区高柳西町 1-23
友野印刷ビル
TEL：086-255-2181
FAX：086-255-6324
http://www.296.jp
e-mail：info@296.jp
振替　01310-8-95147

印刷・製本　　友野印刷株式会社
ISBN978-4-86186-788-0 C0047　　ⓒ2020
定価はカバーに表示してあります。乱丁・落丁はお取り替えいたします。